PCR

Covid-19 : La supercherie planétaire

© Christophe Peroni – 2020
Tous droits réservés.

ISBN (livre) : 978-2-37692-247-6
ISBN (eBooks) : 978-2-37692-248-3

Corrections : L'auteur, et Libres d'écrire
Mise en pages papier et édition numérique : Libres d'écrire
Création de la couverture : Libres d'écrire

Libres d'écrire est un label de IS Edition, Marseille.
www.libresdecrire.com

Le Code de la propriété intellectuelle interdit les copies ou reproductions destinées à une utilisation collective. Toute représentation ou reproduction intégrale ou partielle, faite par quelque procédé que ce soit, sans le consentement de l'auteur, de ses ayants-droits, ou de l'éditeur, est illicite et constitue une contrefaçon, aux termes de l'article L.335-2 et suivants du Code de la propriété intellectuelle.

Les propos et affirmations tenus dans ce livre n'engagent que leur auteur. Libres d'écrire, qui agit ici en tant que prestataire pour la conception du livre, n'a eu aucun droit de regard concernant le contenu éditorial, et décline toute responsabilité quant à l'actualité, la véracité ou la légalité des informations rédigées par l'auteur. Ainsi, il ne saurait en aucun cas être tenu pour responsable des dommages matériels ou immatériels qui pourraient être causés par les informations publiées dans cet ouvrage, qui restent de la seule responsabilité de l'auteur.

Christophe Peroni

PCR

Covid-19 : La supercherie planétaire

Merci à Alexis, Sophie, Marina…

TABLE DES MATIÈRES

Prologue..13

1. The Medium is the Message..................................17

2. Voyage en Absurdie : Séville................................19

3. La pandémie..23

4. La décision disproportionnée la panique à tout prix.....................27

5. Hydroxychloroquine : 25 mars 2020......................31

6. Les pensées créent la réalité.................................37

7. Le confinement et le virus : la piste des égouts entre Paris et Marseille..39

8. OMS, Organisation Mondiale de la Schizophrénie.....................41

9. Les médecins refusent le vaccin en Belgique..........47

10. La vaccination : encore une histoire de confiance… perdue ?...51

11. Le virus SARS-2 : la stratégie derrière..................63

12. Est-ce vraiment une pandémie ?..................................69

13. Gouvernements et multinationales travaillent ensemble : le management par la peur....................................73

14. Réactif au lieu d'être proactif.....................................77

15. Fact checkers à la merci des Gafa.............................81

16. Les tests PCR : un chaos intégral..............................85

17. PCR : Pour Créer la Révolte......................................91

18. PCR : Le tribunal de Lisbonne tranche....................95

19. Avant d'amplifier, il faut calibrer les tests (qui servent à créer la confusion)...99

20. PCR : Pour Comprendre la Révolte ?......................103

21. Google : l'Alphabet du « Savoir » confisqué..........107

22. Propagande infinie, contrôle infini : des GAFA aux mille gaffes 111

23. L'agenda 2022 du coronavirus est déjà écrit par la Tech..........115

24. Des faits hallucinants ou comment créer une hystérie collective…...119

25. La folie n'a pas de limites : le projet OX 5034.........123

26. Comprendre le cerveau de ceux qui font l'agenda… depuis 2016 : le Grand Reset...129

27. Black-out sur l'Inde...133

28. Black-out sur la Chine..137

29. Black-out sur les USA..141

30. Black-out sur l'Europe : l'implosion par manque d'oxygène ?. 153

31. Black-out en Suisse..159

31. Les docteurs réduits au silence…..165

32. Communisme 4.0 : le mur virtuel arrive................................167

33. Crise monétaire : l'excuse Covid, merci Wuhan !................169

34. L'euro digital dès 2021 : l'autre acte de la pièce de théâtre.......175

35. Communisme 4.0 ou Marxisme 4.0 au choix : pour moi, pour toi..179

36. Une pièce de théâtre parfaitement huilée en Europe, et désormais déclinée aux USA..187

37. Contraindre ou soigner ? Contraindre....................................191

39. Préserver le système : vous êtes présumé malade, mais vous êtes sain...197

40. Pfizer avale Biontech et vous injecte.....................................201

41. France : l'épidémie de la peur..205

42. Un scandale scientifique énorme : l'étude bidon du Lancet.....213

43. Population Management Story...219

44. Les futurs possibles..221

Conclusion..231

À propos de l'auteur...235

« *Quand la vérité n'est pas libre, la liberté n'est pas vraie.* »
Jacques Prévert

« *L'obéissance, c'est la mort. Chaque instant dans lequel l'homme se soumet à une volonté étrangère est un instant retranché de sa vie.* »

Alexandra David-Neel

Tout change, tout.

PROLOGUE

Il est des périodes économiques, politiques et sociétales qui requièrent, devant l'hystérie collective, un peu du recul. Il nous faut une analyse des faits qui soit objective, sans opinion, détachée et pragmatique. Une analyse des faits sans idéologie, sans psychose. Où est le bon sens ? Où est passé le taux de létalité ?

Comme le disent les coachs mentaux, pour analyser un événement, il faut être dissocié de cet événement, et non associé. Élevons donc notre esprit dans ce monde fait d'illusions et d'hologrammes où l'on joue avec votre vie ; votre vie ne vous appartient plus, on veut vous l'annexer.

Essayons de comprendre comment fonctionne le cerveau humain. Comment cet emballement mental de lutte contre un virus, ce focus prédéterminé, ce que nous vivons dans cette société occidentale, a été programmé dans notre subconscient par un scénario répété, avec délectation et minutie, avec des données chiffrées qui s'impriment comme si on gravait un disque dur dans votre tête.

Comment s'instaure la peur ? Par volonté et incompétence des gouvernements, ou planification, ou par dessein, ou le tout compilé ? Le déferlement totalitaire est mondial, subrepticement indétectable, mais pourquoi maintenant, en 2020 ?

Ne croyez pas tout ce qui passe à la télévision. Éteignez-la et regardez dehors : il n'y a pas de gens qui tombent dans les rues, de morts par millions. Les virus existent depuis la nuit des siècles. Rallumez votre esprit ! Posez-vous la question : pour quoi êtes-vous prêt à mourir ?

Dans ce livre, je vais aborder des faits, rien que des faits, qui ont été réunis par un travail d'investigation et de recherche afin que vous puissiez entrevoir une autre vision de la situation actuelle par le biais d'une nouvelle analyse. Il s'agira ici de l'ouverture de votre esprit, mais aussi de votre cœur, qu'il vous conviendra, elle aussi, de peser, soupeser, repeser. Il vous faudra beaucoup de sérénité pour accueillir ce message ayant pour but d'aboutir à une nouvelle société, mais pas celle que les Soros, Schwab, Gates nous proposent par le plan qui est écrit, ou s'écrit devant vos yeux. Une orchestration malhonnête de quelque chose en préparation. Qui tire les marrons du feu ?

Vous sentez bien qu'il y a quelque chose qui cloche dans cette situation extraordinaire avec l'accumulation de faits contradictoires. Ici, pas des nouvelles, de faux, juste des faits bruts, croisés ; une curiosité sans limites, c'est cela qu'il vous faut pour connecter le TOUT, car tout est connecté.

Je vous demande donc d'appréhender, d'analyser afin de vous faire une vision de cette réalité qui est tout sauf réelle. Ayez une acuité systémique et curieuse des événements et des faits !

La solution est peut-être dans votre cœur. Tout dans ce monde est illusion, même vos libertés ; la seule chose que vous puissiez maîtriser est votre monde intérieur, le monde extérieur, lui, vous ne le maîtriserez jamais. Il est tout sauf serein. Peut-être êtes-vous maintenu, à dessein, dans l'illusion.

Devenez alors maître de vos pensées. La vie ne s'arrête pas à la mort. La pensée des hommes est la maladie la plus grave, la Covid n'est que la réflexion du miroir du monde que nous avons créé ensemble et que vous avez créé en vous, alors changez-le, et le monde extérieur se modifiera.

Les gens ne se parlent plus, alors que les mots courent.

Alors, donnons ici un espace de pensées. Faites-vous votre conscience. Il est temps.

Tout est illusion, sauf l'amour infini et inconditionnel.

Je ne suis pas plus médecin que le directeur de l'OMS ou Bill Gates. Je ne suis qu'un homme qui observe les faits.

Les gens ont une opinion sur tout, surtout sur les sujets qu'ils ne maîtrisent pas. Leur ego surdimensionné, déguisé en opinion, dirige leurs actions et leur vision du monde.

« *Toute grande vérité passe par trois phases : elle est d'abord ridiculisée, puis violemment combattue, avant d'être acceptée, comme une évidence.* »
Schopenhauer (1788-1860)

Les citoyens sont formatés, ils sont formatables, leurs pensées déterminent leur vie. Soyez curieux et attentif.
Socrate, réveille-toi.

Déformons le mental, bienvenue dans le déconditionnement. Vous prenez quelle pilule, la rouge ou la bleue ? Hydroxychloroquine ou Remdisivir ? Confinement ou liberté ?

L'auteur

1.
THE MEDIUM IS THE MESSAGE

Le Média, c'est le message. « *The Medium is the Message* », disait le sociologue Marshall McLuhan. Il a tellement raison ! Le vrai message, c'est le média lui-même, ce sont des stratégies du pouvoir. Le média est le pouvoir. C'est l'écosystème général qui est en cause, la sphère médiatique. Le journalisme d'enquête n'est rien sans intelligence. Les médias décident de tout : d'élire un président, de structurer votre système de pensées, et finissent même par modifier vos croyances, votre vision de la « réalité ». Vos valeurs et vos croyances sont définies par votre enfance, votre éducation, votre formation ; elles évoluent, elles sont donc changeables, interchangeables à l'infini, mais ce sont les médias qui chapeautent le tout, ce que vous croyez. Ils créent votre système de valeurs.

Cette stratégie s'appuie sur les besoins essentiels de l'être humain. Il y en a 6 : la certitude, l'incertitude, être important (*significance* en anglais), l'amour, le développement. En règle générale, la plupart du temps, ils vivent sur deux besoins erronés une bonne partie de leur vie. Puis, ils s'aperçoivent tardivement qu'ils sont à l'opposé de leur moi profond et de leurs passions. Alors, on va jouer sur nos besoins fondamentaux pour contrôler la population mondiale.

L'opinion est tellement facile à manipuler avec les médias. C'est le chemin pris pour implémenter le plan ultime que nous allons vous révéler : la dépopulation par le Grand Reset. Presse, radio, TV sont sous perfusion des agences de presse, ils sont les prothèses de la dictature sanitaire. La coordination internationale des pays, la réplication à l'infini d'un même contenu, des décisions identiques d'un pays à l'autre, par les conférences de presse infinies en est une illustration.

La plupart des gens cherchent donc la certitude dans un monde incertain. On monte à 80 % des individus qui cherchent à être importants, alors que seuls l'amour infini, inconditionnel, et la croissance sont le futur de votre nation, de votre être, de votre âme.

Que se passe-t-il quand un être humain achète une maison ? Il se barricade, puis il a ce besoin infini d'expansion, de franchir son portail, ses limites. Un être humain a besoin d'expansion, pas de confinement : l'un est la vie ; l'autre, la mort. Aujourd'hui, on vous barricade chez vous, votre nouvelle frontière, c'est votre porte, vos êtes enfermé sur le web. Les réseaux sociaux sont votre nouvelle prison. Et si on voyageait comme on pouvait le faire encore dans le monde d'avant, sans passeport sanitaire ? Déroulons l'Histoire.

2.
VOYAGE EN ABSURDIE : SÉVILLE

Retour en terres connues : 2020, quand tout a basculé

Le 14 janvier 2020, je prenais un avion entre Genève et Séville, et au vu des informations que j'avais depuis la Chine, j'ai décidé de porter un masque sur ce vol, car l'aéroport de Genève accueillait un vol Air China quelques heures auparavant. Un vol direct en provenance directe du cœur de la « pandémie ».

Lors de mon vol, la réaction des passagers a été totalement absente, sauf mes deux voisins espagnols, qui ont fini par me demander pourquoi je portais un masque. Je leur ai dit qu'il y avait visiblement une maladie SARS 2, un virus, à Wuhan, en Chine, qui se répandait comme une traînée de poudre dans le monde ; je leur ai alors épelé le mot « Coronavirus ».

Ils étaient stupéfaits. Ils n'avaient rien lu dans la presse. Le sujet « du masque » en janvier était de peu d'importance. Néanmoins, ils se sont empressés à l'atterrissage de regarder sur leurs mobiles pour *googler*. Ils n'ont trouvé que quelques informations disparates en anglais sur une maladie à Wuhan, pendant que l'avion se parquait au terminal. À l'époque, rien n'existait dans les médias, ni en espagnol ni même en français.

J'ai débarqué de l'appareil par la porte arrière afin d'éviter de remonter toute la file et croiser le groupe de Chinois. Tout le monde me scrutait : un passager avec un masque en janvier 2020, en Europe, c'était unique à l'aéroport.

Je créais ma propre réalité dans ce monde d'illusions qui allait devenir la plus grande pièce de théâtre qu'il m'ait été donné de vivre.

À l'hôtel, je n'étais plus seul ; des dizaines de Chinois débarquaient en masse pour leur Nouvel An. Certains avec des masques, ce qui paraissait étrange pour la population sévillane, qui devait simplement se dire : « Ils mettent des masques à cause de la pollution dans leur pays ».

Je demandai au réceptionniste de l'hôtel, interloqué, du Sterillium dans ma chambre. C'était un autre monde. Parfaite coïncidence ou parfaite coordination, les Chinois savaient ce que nous ne savions pas (encore).

La « pandémie » avant la « pandémie »

Début mars 2020, je sentais bien que c'était les derniers moments de lucidité, et le dernier moment pour repartir, l'hystérie collective s'emparant de tout le monde. Dans chaque média, il y avait un bandeau « *Virus Pandemic* » toutes les quinze minutes, le scénario se mettait en place. Je rentrai donc d'Espagne.

Le même bandeau tourne depuis neuf mois sur les chaînes de télévision.

Ce qui est impressionnant, c'est le niveau de préparation des médias : l'habillage des écrans était déjà prêt avant même l'annonce de l'OMS. Intéressant.

Sky News (UK) avait déjà son habillage d'écran « *VIRUS PANDEMIC* », qui est toujours diffusé chaque heure durant l'hiver 2020/21. Le bandeau existait d'ailleurs avant la déclaration de la pandémie par l'OMS. Parfaite orchestration de la peur.

Trump (comme la Corée ou le Japon) avait décidé de fermer les lignes aériennes à mi-mars et il avait raison. Mais l'opinion était là : tout ce que Trump fait est inutile, inadéquat, imbécile, et il est « raciste », c'est un clown… Trump est le dernier rempart et Trump tient, il est fou, c'est encore une illusion.

C'est juste un rempart, tout simplement une marque, un symptôme d'une société qui implose sur les cinq continents.

La Suisse, puis la France, puis l'Europe (sauf la Suède) décidaient à leur tour, dès le 17 mars, de confiner leur population, pour la protéger et peut-être vérifier le degré d'obéissance des sociétés occidentales. Il n'y avait aucune stratégie de sortie de confinement, puisqu'il n'y a jamais eu de triptyque – briefing, stratégie, résultats attendus –, mais on appliquait pourtant un scénario répété en catimini. Ce scénario est répété, formulé, annoncé depuis de nombreuses années, mais sans n'avoir jamais élaboré une stratégie de sortie de crise. On a par contre répété inlassablement comment communiquer, comment contrer les oppositions, comment gérer les services de santé et les gouvernements. En fait, on a répété la gestion de la manipulation de la vérité en imposant leur réalité.

Quels scénarios ont-ils répétés ? Des scénarios de gestion de crise qui sont scénarisés et préparés dans les moindres détails par les experts du privé et du public sous l'égide d'universités et d'ONG (Organisations Non Gouvernementales).

Il n'y aucune stratégie de suivi des scénarios planifiés ni d'anticipation des conséquences à long terme pour la population. C'est surprenant. Une stratégie élaborée dans les moindres détails, il faut juste la dérouler sans questionnement. Pourquoi tant de détachement ? Parce qu'aucun politicien n'est intéressé par le long terme. Leur mandat, c'est uniquement le court terme, et la plupart n'ont jamais travaillé dans une entreprise, dans un hôpital, et le seul but est de se protéger contre les procès et la révolte du peuple.

Par compromissions, par imbrications, par prédations, par corruptions ou simplement par conflits d'intérêts, le système sanitaire se délite, le système économique se meurt. Cette crise monétaire déguisée en crise sanitaire amènera à la rupture, les taux négatifs n'aident pas… alors ils préfèrent provoquer eux-mêmes la nouvelle crise, à travers une pandémie XXL, sans frontières.

3.
LA PANDÉMIE

Où est-elle ? Où est la létalité du 18 mai 2009 d'une urgence sanitaire ?

Parlons du terme « pandémie », dont la définition a été changée au cours du temps, et encore très récemment. Aujourd'hui, une pandémie est une « *ÉPIDÉMIE qui atteint un grand nombre de personnes* ». En 2001, c'est une maladie « *qui atteint presque tous les habitants d'une région* », selon le Grand Robert de la langue française.

Avant, une pandémie, c'était comme la peste noire. Entre 1346 et 1350, elle avait causé la mort de plusieurs millions de personnes ; il fallait des morts, et en très grande quantité. Une pandémie décimait 10 %, 20 %, 50 % d'une population donnée, presque tous les habitants périssaient... La grippe espagnole, à elle seule, avait fait au moins 15 millions de morts, et entre 50 millions et 100 millions de morts, selon les sources historiques. Plusieurs millions de décès. Où en est-on aujourd'hui ?

Une histoire de mots-clés

Il y a désormais une pandémie sans morts ou avec un taux de mortalité d'environ 1 % de la population d'un pays.

C'est donc une première, dans l'histoire de l'humanité, que l'on enferme au niveau mondial tous les humains, et cela en l'espace de quelques semaines.

Une population mondiale qui a été confinée dans une coordination hallucinante où seuls trois pays – la Suède, l'Argentine et la Biélorussie – ont résisté au diktat, pardon, aux directives de l'OMS. Ils n'ont pas joué cette pièce de théâtre, ils l'ont adaptée pour sauver leur économie et, de ce fait, leur peuple.

Confiner la Terre : la stratégie de l'autorité

Une première en 6 000 ans ! Même au Moyen-Âge, les règles étaient plus souples lors des grandes pestes où les gens tombaient réellement dans les ruelles ; ils étaient libres.

Désormais, pour déclarer une pandémie, on n'a besoin d'aucun mort ou d'un seuil très faible, juste d'une hypothèse algorithmique calculée par un logiciel dans une université anglaise. On va se baser sur des projections d'universitaires, sur des modèles mathématiques falsifiés à dessein ou par incompétence, qui deviennent vérité ; cette vérité s'imposera par distorsion de la réalité quelques années après les faits.

Johns-Hopkins University : une université comme couverture, le cœur du système Covid

Du Coronavirus au Coronagate, l'initiateur dès février 2020

Pour crédibiliser des probabilités de jeu, l'université devient corporation.

La vérité vient de l'autorité. Il n'est pas meilleure couverture qu'une université pour distiller de la matière. Les datas de cette université ont alimenté tous les médias anglo-saxons et mondiaux, puis la francophonie, depuis février 2020, par des projections alarmistes (deux millions de morts aux USA, 90 % de taux d'erreur : on a compté 200 000 morts de la Covid, et en réalité, 9 000 morts selon le CDC – on y reviendra). Elle a aussi prévu 500 000 morts en Angleterre, alors on a couché le pays ; on atteint péniblement 50 000 morts en additionnant les cas de la grippe, soit une sacrée marge d'erreur de 90 % !

La gestion mathématique de la crise : les nombres à la commande

C'est la gestion par des calculs de probabilité. Les calculs de probabilité qui gèrent votre vie, via les mensonges algorithmiques. Il n'y a plus de faits. On interprète. Cette stupidité infinie... c'est votre vie.

Une simulation totalement fausse, et ce n'est pas un hasard si elle est à la base du système de manipulation des élites et des gouvernements qui appliquent le plan, le Grand Reset. C'est déjà écrit par son initiateur, Klaus Schwab, avec l'aide de cette université. Sans avoir besoin de 20 % ou 50 % de morts, on a juste besoin de faire peur par des déclarations, des hypothèses, en agitant des chiffres chaque jour, chaque heure.

Lors de la Première Guerre mondiale, il y avait 50 % de morts avec la grippe espagnole (née en Amérique du Sud) et on avait imposé le masque ou la prison, les photos de l'époque sont édifiantes, à ce propos. C'était il y a 100 ans tout juste et on était en réelle pandémie.

Aujourd'hui, nous sommes en hystérie, mais on imposera aussi le masque ou la prison… vous verrez, ce n'est qu'une question de jours.

Aujourd'hui, en Suisse par exemple, on ferme un canton comme le Valais pour 9 personnes hospitalisées sur 350 000 résidents, 9 en réanimation pour un mois, en novembre 2020, et bien sûr qu'il y a des morts, 9 personnes en réa pour 25 personnes sous oxygène. On compte une centaine de malades sous traitement, c'est de toute façon notre destinée dans ce monde d'illusions. Quand on vous fait peur, on vous tient.

4.
LA DÉCISION DISPROPORTIONNÉE
LA PANIQUE À TOUT PRIX

La décision est-elle proportionnée ?

Elle est surtout disproportionnée dès mars 2020.

Le besoin d'agir est tel que la solution proposée crée le nouveau problème. Au Moyen-Âge, on ne confinait que les malades ; aujourd'hui, on confine l'économie. Les citoyens sont donc tous priés de suivre le scénario. L'utilisation perverse des experts sur les plateaux de télévision, qui chacun récite sa litanie en toute bonne foi de sa spécialité « n'a aucune vision de l'ensemble », car on le maintient entre expertise et ego. « *On apprend à faire ces tests* », disait encore, en novembre 2020, un expert. Quelle pièce de théâtre !

Qui est en direct des hôpitaux ? Des salles de réanimation ?

On nous présente des documentaires lissés au mieux où personne ne veut expliquer, relativiser, peser, avoir du bon sens, comparer avec les données globales, celles de l'an passé, celles des morts du cancer, des AVC, de la pollution, écouter les médecins, les infirmiers. Il y a 800 000 morts par an aux USA des effets secondaires des médicaments, on n'a jamais fermé l'économie pour ça.

Censure à tous les étages

En septembre 2020, quand 12 000 médecins de 7 pays différents décident de faire une conférence de presse en Allemagne pour annoncer le canular (oui, vous avez bien lu) des tests, aucun média n'a fait le déplacement, ne serait-ce que pour écouter ces médecins allemands, néerlandais… Ce n'est pas de la science, les médecins de terrain ?

La science, c'est les médecins sur les plateaux de télé, ou les soi-disant médecins de qui la pratique n'a jamais été vérifiée ; par contre, ceux qui pratiquent sont brûlés au pilori. La liberté d'expression n'est plus qu'un concept. On coupe même les présidents en exercice à la télévision. La liberté est bafouée.

Elle est censurée par les médias et les réseaux sociaux sous prétexte de propos déplacés et conspirationnistes. Les médecins de ce groupe sont tous corona-sceptiques et les manifestants sont tous d'extrême droite, voire d'extrême gauche. Vous êtes catalogué. *One World, One government*. Étonnant raccourci et jugement.

Médecins interdits d'exercer

Les médecins qui vivent de leur passion de soigner et de guérir sont crucifiés au pilori, tel le Professeur Raoult, en France, à Marseille, qui fait son métier de soignant. Il est jugé, et tout est biaisé. Alors qu'il soigne, expérimente empiriquement, il ne peut pas administrer des médicaments qui étaient jusque là en vente libre. On va même essayer de le poursuivre pour lui enlever son titre de médecin, il n'est pas dans le moule.

On aimerait que les morts tombent dans les hôpitaux en grand nombre, ce n'est pas le cas ; il y a de quoi saturer le système européen des soins, surtout concernant les *process* d'oxygénation et de réa. Toute la chaîne des urgences et réanimation, au vu de la particularité du virus, vous asphyxie par manque d'oxygène dans votre sang, avec des réglementations et des réductions de coûts qui réduisent aussi votre vie.

5.
HYDROXYCHLOROQUINE :
25 MARS 2020

Pourquoi interdire le 25 mars 2020 la vente d'un médicament autorisé depuis 1949 ? Pour saturer les hôpitaux ?

Le remède le plus prometteur est interdit. Pour votre bien.

Il réduit la charge virale du virus. La corruption académique est partout. La conformité détruit les effets de génie. Pasteur n'était pas médecin, on l'accusait de charlatanisme, ça ne vous rappelle rien ?

Trump et l'hydroxychloroquine

Si Trump prend de l'hydroxychloroquine, alors l'hydroxychloroquine n'est plus recommandée. Stupéfiante impartialité scientifique où l'on trafique les études. Trump s'est fendu d'un tweet, le 1er novembre, affirmant qu'il n'y aurait pas de *lockdown* aux USA s'il était réélu, alors que Biden fermera le pays, c'est écrit. En Europe, la question ne se pose plus, on a confiné toute l'économie : pour toujours !

Comment un médicament administré pendant 63 ans – depuis l'autorisation en 1949 en France et aux USA – à 2,1 milliards d'êtres humains devient-il du jour au lendemain la substance la plus dangereuse aux effets secondaires indésirables ? Lesquels ?

Dès février 2020, il est prouvé par l'étude Wang sur le SARS-CoV-2 que l'hydroxychloroquine peut inhiber le récepteur sur la cellule ACE-2 et agir sur les acides cycliques eucaryotes. Elle inhibe toute la *spike* protéine, et également les acides cycliques ; en un mot, elle soigne[1]. Ces tests sont faits dans des laboratoires P3 avec des cellules-contrôles. Alors, pourquoi l'interdire ? 20 molécules ont été testées, 17 sont actives.

Scientific Reports, qui a cherché à mesurer les molécules, a démontré que sur les 1 560 étudiées, 90 ont une activité antivirale. Et les deux plus puissantes sont l'hydroxychloroquine et l'azithromycine. Une autre étude parue dans *Nature*, portant sur 12 000 molécules, montre que 100 d'entre elles bloquaient la réplication, donc étaient antivirales ; seules 6 sont approuvées par la FDA, et dans ces 6, on trouve… la chloroquine. Son pouvoir bloquant est même de 48,71 %.

---

1. Source : https://www.youtube.com/watch?v=NIAosseY4fg

Censurée en France et en Suisse, autorisée à nouveau en Italie

Il est impossible aujourd'hui d'acheter de l'hydroxychloroquine, aussi bien en Suisse qu'en France, sans ordonnance ; on vous rétorque que « *c'est une décision du gouvernement* ». On passe d'un médicament vendu en libre-service en février 2020 à un médicament interdit en novembre 2020. Le gouvernement devient médecin et le médecin fait de la politique. Savant mélange des genres. Ces législations promulguées restent et resteront : « *c'est pour votre sécurité.* »

Le Conseil d'État italien, quant à lui, autorise à nouveau l'usage de l'hydroxychloroquine. Les juges ont tranché sur des faits : « *Le choix d'utiliser ou pas le médicament [...] sur la base de données cliniques non univoques* »[2] est du choix du médecin.

Les médecins doivent donc assigner au tribunal les officines de régulation ou même l'un des fabricants, SANOFI, pour avoir le droit d'administrer un médicament qui était vendu en libre-service en 2019 : surprenante vision de la santé, en France, que celle d'interdire de soigner. Et les Institutions assignent les médecins.

En Suisse, on restreint l'accès à l'hydroxychloroquine. On n'en donne plus dans les hôpitaux. Et dans les pharmacies, le pharmacien doit demander l'autorisation à SwissMedic pour

---

2. Source officielle : https://www.giustizia-amministrativa.it/web/guest/-/e-possibile-la-prescrizione-ossia-per-un-uso-non-previsto-dal-bugiardino-dell-idrossiclorochina-per-la-lotta-al-covid-19

prescrire ce médicament : le pouvoir remplace le médecin. « *Un médicament prometteur* », selon Raoult, devient un médicament interdit. Pendant ce temps-là… Moderna construit discrètement son usine à Viège, en Suisse, l'entreprise qui n'a que des brevets dans son escarcelle… Et pendant ce temps-là, on est au stade du refus de vente en France…

On isole pour mieux régner. Les virologues, les épidémiologistes vous parlent toute la journée de la gravité de la situation sans avoir vu aucun malade en réanimation ni avoir aucun suivi des courbes, et on fait chanter la peur.

On interviewe des extraits de vies pour expliciter une réalité partielle, c'est donc plus sur des bases théoriques, et non pratiques, que l'on prend des décisions, ou alors, on va voir une personne de 28 ans en réanimation pour justifier l'asphyxie d'un pays. Il y a toujours eu, chaque jour, des centaines de personnes à l'hôpital en réanimation par pays en Europe. Le ministre de la Santé, en France, est ému en ce mois de novembre. À l'Assemblée nationale, il relate une visite en réa où il a vu un homme de 28 ans. Oui, c'est la réalité, mais seulement une représentation partielle de la plus grande réalité. Il y a uniquement 28 morts de moins de 30 ans sur 37 000 décès. On ne peut donc pas généraliser cet exemple.

En Suisse, on fait des diagnostics sur un site : vous répondez à quelques questions – rhume, fièvre –, et hop ! à la page suivante, vous avez le Coronavirus et êtes prié de rester chez vous.

Enfin, les études de pharmacovigilance, en France, sur l'hydroxychloroquine, sont difficiles à obtenir, mais sur 3 millions de comprimés en vente libre sur quatre ans, 2 personnes sont décédées, dont un suicide, et l'autre n'a jamais rien prouvé vu qu'il y avait d'autres médicaments susceptibles d'intervenir dans les causes du décès.

Qui va retirer la prise et réinformer ?

Les médecins, dans les médias, relayent le fait que la situation est incontrôlable, ce qui est vrai puisque l'hystérie est collective… et tout est valable jusqu'à opinion contraire. Ne pas céder à la peur.

Puis il y a une poignée d'individus qui sent bien que tout déraille.

La Cour suprême autrichienne a proclamé cinq jugements contre les restrictions Covid ; par ailleurs, on évite de parler de cette décision qui déplaît fortement à l'Allemagne[3]…

---

3. Source : http://vfgh.qv.at

6.
LES PENSÉES CRÉENT LA RÉALITÉ

En psychologie, quand vous vous fixez un objectif, vous finissez par l'atteindre. C'est comme ce poteau au bord de la route qu'il ne faut pas toucher : alors qu'il n'y a aucun autre obstacle, que la route est droite, vous allez finir par vous y crasher si vous êtes focalisé dessus. Les experts sont devenus des espèces d'ersatz du gouvernement, la branche armée de la stratégie du coup par coup, de la fausse improvisation. Soudainement, on vient donner un conseil de bon sens – ouvrir les fenêtres pour aérer, pour respirer –, alors pourquoi confine-t-on ? Le confinement, c'est le cancer, on le sait.

Comment soignait-on la grippe espagnole ?

Lors de la Première Guerre mondiale, on sortait les malades de la grippe espagnole deux heures au soleil, en début d'après-midi : oui, au soleil, et ils guérissaient. 77 % de taux de guérison, et plus vite que ceux restés à l'intérieur, confinés. Mais quelle stratégie est donc la bonne ? La lumière ou l'ombre ?

Les médias ne parlent que de décisions en mode réactif, on ferme, on ouvre, sans stratégies proactives, ou encore mieux, on reporte, on reporte. Le but est d'éviter d'être accusé d'être inactif, ou d'être, tout simplement. C'est loin d'être un détail, pour un politicien, de se retrouver dans la plupart des pays poursuivi pénalement pour non-action, alors certains en font même plus : on rajoute des règles à des règles dans une cacophonie ambiante. On implémente, ils deviennent les spécialistes des restrictions avec chacun sa nuance, comme dans les horaires de fermetures des magasins : 21 heures, 20 heures, 19 heures…

La Suède a prouvé une chose : son économie continue de fonctionner, comme l'Argentine l'a fait ou la Biélorussie, avec moins de morts et un bien meilleur PIB. On mange encore au restaurant sans masque en décembre 2020, même si on essaye de mettre au pas la « petite » Suède.

On s'aligne les uns sur les autres alors que la charge virale (c'est-à-dire la puissance du virus et sa concentration) n'est pas la même partout, selon les variants du virus.

La réponse au virus dépend de votre système immunitaire, et de ce qu'on trouve dans votre environnement immédiat. L'un des meilleurs tests reste encore l'observation de l'eau.

7.
LE CONFINEMENT ET LE VIRUS : LA PISTE DES ÉGOUTS ENTRE PARIS ET MARSEILLE

Il ressort de l'analyse des égouts en France, entre les villes de Paris et Marseille, faites par les marins-pompiers, des résultats intéressants.

La courbe est pré-programmée, en forme de cloche, comme le dirait le Professeur Raoult.

Le Professeur Bernard La Scola confirme que les quantités de virus ont été mesurées. C'est donc un reflet correct de la quantité de virus dans les égouts et dans les hôpitaux parfaitement superposés. La conclusion est intéressante.

La décorrélation entre confinement et baisse de virus

Il n'y a pas de corrélation entre confinement et propagation du virus ou arrêt du virus. Les eaux ont parlé. L'eau et sa mémoire… Le Professeur Luc Montagnier apprécierait.

Le pic arrive avant le second confinement, et au moment du confinement, ça remonte. La courbe baisse AVANT le confinement. Malgré la fermeture des bars et restaurants, la courbe a continué à monter, « la courbe n'est pas modifiée » par le confinement. À Paris, idem : en *pre-print*, le virus a contribué à descendre 24 jours après, c'est trop long, et à Marseille avant. Intéressant ?

La discipline ne sert à rien. Les carottes sont cuites !

Le 18 novembre 2020, sur LCI, une journaliste confirmait que « *le pic a été atteint le 2 novembre* », soit trois jours après le confinement. Et la journaliste continuait en affirmant que trois jours, c'était trop court pour avoir une action concrète[4]…

On continue la pièce de théâtre. Dans la vraie vie, on analyse et l'expérience suit.

La seule radio qui en parlé le 26 novembre était Sud Radio[5].

---

4. Source : https://www.mediterranee-infection.com/epidemies-et-frontieres-covid-19-et-egouts/=
5. Source : https://www.youtube.com/watch?v=RkDdNsuIZBE

8.
OMS, ORGANISATION MONDIALE DE LA SCHIZOPHRÉNIE

80 % de fonds privés pour l'OMS. Est-ce encore une organisation ?

Lors de la grippe H1N1, à partir du 11 juin 2009 déjà, l'OMS était mise en cause par des rapports aussi bien en France que du Conseil de l'Europe (APCE) sur l'opacité de la gestion par cette dernière de la crise, comme sur les conflits d'intérêts de certains de ses experts. On retrouve la même soupe en 2020 : les conflits d'intérêts. L'actuel directeur a fait un *cover-up* sur trois épidémies de choléra, il n'est pas médecin non plus, peu importe. L'OMS est sous perfusion de Bill & Melinda Gates pour 530 millions de USD et GAVI *(Gates Vaccins)*, installée à Genève, pour 370 millions de USD, soient 900 millions de USD pour l'OMS, directement ou indirectement, en moins de quatre ans, de la fondation.

Bill Gates avait même souhaité, en janvier 2017, rejoindre le comité exécutif de l'OMS comme un État : Bill est plus qu'un pays ou un docteur, c'est *The Doctor of the World*.

L'OMS n'est pas à une compromission ou contradiction près. Après avoir promotionné le Remdesivir de Gilead, elle le déconseille... L'Europe en a acheté pour un milliard d'euros : un détail. Non, redéroulons le scénario...

Le Remdesivir de Gilead, parfaite illustration de la compromission

L'autre nom du Remdisivir ? GS 5734, à l'origine fabriqué pour les hépatites...

D'Ebola au SARS-COV 2, la chronologie du Remdisivir laisse aussi perplexe...

Remdisivir, le médicament qu'on recycle à l'infini pour générer des stock-options !

L'étude chinoise Wuang montre, lors du premier essai clinique, que le médicament n'est pas efficace dès février 2020...

29 avril 2020 :

Mais Anthony Fauci, le Monsieur Santé de Trump, soutient une étude dans laquelle pour 31 % des cas, le temps d'action est raccourci, avec une différence de mortalité.

1er mai 2020 :

Approbation de la FDA *(Food and Drug Administration)*

22 mai 2020 :

Un rapport préliminaire fait état des durées d'hospitalisation, qui passent de 15 à 11 jours, mais la mortalité n'est pas réduite, sauf pour les patients sous oxygène. La méthodologie est bizarre : elle ne porte que sur 1/3 des effectifs, et on perd encore 25 % des patients.

25 juin 2020 :

Peu importe, les autorités donnent des guide-ânes. Le 25 juin 2020 l'agence européenne du médicament (EMA) donne une autorisation temporaire de mise sur le marché (ATU)[6] sous réserve de transmissions des données. Elle doit présenter un rapport avant décembre 2020.

15 juillet 2020 :

L'ANSM attribue une ATU[7] le 15 juillet 2020.

Le 4 septembre 2020 :

L'OMS publie des *guidelines*, des recommandations ; aujourd'hui, l'OMS ne le recommande plus.

---

6. Source : https://www.ema.europa.eu/en/news/first-covid-19-treatment-recommended-eu-authorisation
7. Source : https://ansm.sante.fr/S-informer/Points-d-information-Points-d-information/COVID-19-octroi-d-une-ATU-de-cohorte-pour-le-medicament-remdesivir-afin-que-les-patients-puissent-continuer-a-en-beneficier-en-France-Point-d-information

8 octobre 2020 :

L'Europe commande pour 1,2 milliard d'euros de Remdisivir à Gilead.

9 octobre 2020 :

L'Europe apprend les résultats de l'étude Solidarité de l'OMS.

14 octobre 2020 : message d'alerte sanitaire.

Dès la semaine 42 (mars-N° 2020-88), on explique qu'on donne une ATU, mais que l'Autorisation de Mise sur le Marché (AMM) va être suspendue.

15 octobre 2020 :

Aucune efficacité du Remdisivir sur la mortalité, telle est la conclusion de l'étude Solidarité de l'OMS.

23 octobre 2020 :

La HAS, la Haute Autorité de Santé, confirme le déremboursement du médicament. L'ATU est retirée le 24/10/2020.

24 octobre 2020 :

L'aventure Remdisivir se termine…

Le NHI (*National Institute of Health*, créé en 1887), dans son rapport final, constate qu'il n'est pas efficace sur la mortalité. L'étude démontre, avec l'injection de placebos, deux effets indésirables… plus fréquents avec le placebo, dont le choc septique… L'étude comportait 24 participants et moins de 10 doses administrées, car des problèmes de perfusions apparaissent[8].

20 novembre 2020[9] :

Le Professeur Raoult dénonçait déjà la corruption autour du Remdisivir sur sa chaîne YouTube et dans ses vidéos quotidiennes. Un médicament recyclé pour mieux parer l'usage de l'hydroxychloroquine, médicament administré par la Chine à sa population[10].

Ce produit, en intraveineuse, provoque 5 % de complications, car la perfusion dure 10 jours[11].

« *Pourquoi tout le monde veut faire du Gilead ?* », disait-il.

Parce qu'il y a des conflits d'intérêts, et les laboratoires œuvrent… pour le vaccin ou des thérapies géniques.

---

8. Source : *Science*, https://www.sciencemag.org/news/2020/10/very-very-bad-look-remdesivir-first-fda-approved-covid-19-drug
9. https://www.who.int/news-room/feature-stories/detail/who-recommends-against-the-use-of-remdesivir-in-covid-19-patients
10. Source : https://formindep.fr/quelques-lecons-de-la-crise/
11. Source : https://www.sciencedirect.com/science/article/pii/S2052297520300627

9.
LES MÉDECINS REFUSENT LE VACCIN EN BELGIQUE

Lors d'un sondage auprès des médecins en Belgique, il est ressorti des résultats stupéfiants. 58 % des médecins se posent des questions sur l'utilité des vaccins sur les enfants ; ce n'est pas la population, mais des médecins qui ont répondu. Cette étude n'a jamais été publiée, et pour cause : les vaccins représentent 1/3 du revenu des pédiatres en France, en Belgique ou en Suisse.

En Suisse, le vaccin qui serait utile, c'est celui de la grippe ; il faut se faire vacciner contre la grippe, selon les autorités, pour ne pas avoir de cas dans les hôpitaux… Deux cas par an aux soins intensifs au CHUV à Lausanne pour la grippe, selon le journal *Le Temps*, une blague. Les autorités suisses estiment sur leur site (SwissMedic) que le vaccin contre la grippe est efficace entre 38 et 65 %, donc, les 2/3 des gens vaccinés ne sont pas protégés. Comment mesure-t-on ce taux ? Mystère.

C'est une vaccination qui déstabilise le système immunitaire, qui crée une sorte de dépression de votre système immunitaire. Les vaccinés contre la grippe sont 6 fois plus infectieux que les non-vaccinés.

La vaccination amplifie de 35,8 % le risque de développer le Coronavirus, selon l'étude de 2020 effectuée par l'armée américaine, une majoration par individu vacciné incroyable. Bien sûr, une étude vérifiée par les *facts checkers*. On reviendra à ces sites certifiant le réel dans un monde d'illusion.

Si on sort de l'épidémie de Coronavirus, et si vous êtes vacciné contre la grippe, il y aura aussi interférence virale avec le Corona, donc plus de risques de l'attraper.

Il est vrai que les vaccins contre la grippe ne contiennent pas d'aluminium, mais le Docteur Brousac avait confirmé qu'il y a, dans certains vaccins, des ARN à doubles brins qui favorisent les malformations neurologiques, ou même des résidus de mercure. On se croirait en Valais[12].

Les personnes de plus de 60 ans qui reçoivent 5 vaccinations contre la grippe multiplient par 10 les risques de développer Alzheimer, selon un immunologiste américain.

Et si les soins, ici les vaccins, accentuaient la maladie ?

Il y a des surprises imprévues dans la vaccination.

---

12. Source : https://www.letemps.ch/suisse/gangrene-mercure-setend-valais

En 2015, le vaccin contre la dengue, dans un marché estimé à 12 milliards d'euros par an, annoncé en fanfare[13], a été retiré en urgence car il multipliait par 7 les risques de dengue sévère chez les enfants[14].

En fait, le vrai virus, reconnaissant le vaccin, accentuait la maladie. Alors regardons de plus près ces fameux « vaccins », car celui-ci avait aussi passé les tests de phase 3 avec succès avant d'être retiré du marché.

---

13. Source : https://www.sciencesetavenir.fr/sante/le-vaccin-contre-la-dengue-devrait-etre-disponible-des-2015_28071
14. Source : https://multinationales.org/Les-dessous-du-fiasco-du-vaccin-miracle-contre-la-dengue-de-Sanofi

10.
LA VACCINATION :
ENCORE UNE HISTOIRE DE CONFIANCE...
PERDUE ?

Vacciner des gens sains par une modification génétique, est-ce un fantasme ou la réalité des vaccins mRNA ?

Votre corps vous appartient-il ? Les vaccins focalisent toute l'attention, car ils sont le cœur des investissements, alors que d'autres solutions thérapeutiques existent. Bref, aucun intérêt à ce stade : le plan, c'est les vaccins pour tout le monde. Désormais, vous êtes malades, même si vous êtes en bonne santé. Un vaccin administré et tout sera comme avant, nous dit-on. Non ! On ne retournera pas dans le monde d'avant, le vaccin ne sert pas uniquement à soigner, c'est le traçage infini de vos vies, avec votre passeport de vaccination pour vous déplacer.

Demain, la clef d'entrée au concert ou à votre magasin sera le vaccin. On légifère avec des arguments fallacieux : ils ne sont pas obligatoires, mais vous ne pourrez plus vous socialiser sans ou sortir de chez vous.

Alors, la question que tout le monde se pose est : ces « vaccins », lors de l'hiver 2020/2021, sont-ils vraiment sûrs ? Ce sont vraiment des vaccins ? Est-ce de la thérapie génique ?

Les gens sont enrôlés dans des essais cliniques… dès décembre 2020. Ils ne savent pas qu'ils sont dans la dernière phase d'essais. Les essais de phase 3 se poursuivent pendant que les programmes de vaccination s'accélèrent et les autorisations pleuvent chaque semaine.

On vous vaccine maintenant, en 2020, et on continue les tests en phase 3. Il y a des risques que les vaccins accentuent les risques[15] : le phénomène est la production d'anticorps qui, au lieu de neutraliser, facilitent l'arrivée de la maladie, comme c'est déjà arrivé dans le passé. Ceci explique peut-être pourquoi il n'y a jamais eu d'autorisations concernant les vaccins coronavirus au préalable. D'autres questions se posent. La population ciblée par les vaccins, les seniors par exemple, n'est pas celle qui a testé les vaccins en phase 3.

Les risques de l'expérimentation

La modification génétique n'est pas à l'ordre du jour, selon les médecins. Les vaccins mRNA sont désignés pour modifier une protéine qui n'a jamais été produite auparavant par votre corps. Ce

---

15. Source BMJ : https://www.bmj.com/content/371/bmj.m4037/rr-12

n'est pas une modification génétique. Alors, qu'est-ce que c'est ? On est en plein délire. Votre corps n'a jamais produit de protéines Spike de ce virus, et on ne veut pas vous parler de modifications génétiques. Pourquoi se faire vacciner si on est sain ? Surtout avec des vaccins de thérapies géniques ?

Je me vaccine, mais si je transmets la maladie, à quoi ça sert ?

Ces vaccins ne permettent pas d'éviter la transmission d'humain à humain ni les cas sévères : devons-nous vraiment les appeler vaccins, alors ? Aucune responsabilité juridique parce qu'ils amplifient la maladie. L'innovation est grandiose, mais ce n'est pas toujours le progrès ; le risque de la transmission intergénérationnelle…

Mais admettons que l'on fasse table rase de la génétique, des questionnements et des responsabilités. Les vaccins posent donc une autre question : celle de la sécurité. Même Bill Gates s'attend à 700 000 morts, malgré ses 14 vaccins avec Gavi et les big pharmas, pour 200 000 morts en mai 2020 de la maladie ; même avec 1,5 million de morts sur la planète de la Covid (sur 56 millions de morts par an), cela fait un rapport risque/bénéfice curieusement scandaleux.

Le défi de l'acceptabilité vient en plus de celui de la sécurité. L'enthousiasme a fait place au scepticisme. La transparence serait un plus sur les essais, sur les contrats passés, sur les investissements, et surtout, sur la composition des « vaccins ». La confiance ne sera qu'à ce prix-là. Il n'y a plus de consentement. Il n'y a plus de libertés. Les médecins libéraux auraient pu aider en front. Où sont les médecins ? 600 médecins sur 200 000 portent plainte en France.

Que trouve-t-on dans les vaccins ?

Des nanoparticules, et leur particularité est de pouvoir franchir la barrière cérébrale, selon le Docteur Larry Palevski (NorthPort Wellness Center) aux USA, à New York. Il n'y a aucune étude sur les nanoparticules d'aluminium dans le cerveau. Les études sur animaux le prouvent. En Europe, des scientifiques ont démontré que les particules restaient dans le cerveau pendant des décennies. Concernant Alzheimer, les gens qui souffrent de cette démence ont des nanoparticules d'aluminium dans leur cerveau. Bref, les nanoparticules font une réplique moléculaire, le système immunitaire est perdu, comme vous aujourd'hui.[16]

C'est là que la neutralité doit intervenir : la transparence

Le polysorbate 80 et le formaldéhyde sont les particules stabilisant les vaccins. Ces derniers ne comportent donc pas forcément de l'aluminium, mais du mercure, et surtout, ces deux molécules…

Le formaldéhyde est susceptible d'induire des anomalies génétiques, le cancer, avec des risques avérés graves pour les organes.

Le squalène était l'un des ingrédients (adjuvant du H1N1) qu'on ajoutait, ce n'était pas un virus. Il avait été testé lors de la guerre du Golfe en 1991, en intraveineuse, avec une augmentation des cas de narcolepsie, les médecins étant peu ou pas informés. C'est la bouillabaisse intégrale, elle n'est pas bio.

---

16. Source : https://www.armstrongeconomics.com/international-news/disease/testimony-on-vaccines/

On injecte jusqu'à 130 particules adjuvantes, il n'y a plus de contrôles, les fabricants sont protégés, ils sont le contrôle qui certifie. Les bureaux de validation, FDA (Food and Drug Administration) et consœurs, ne font que valider sur la base de documents et de rapports. Une autre pièce de théâtre. Qui est intègre ? Il y a donc un problème d'éthique. C'est une illusion totale, ce monde.

« Si c'est dans le journal, c'est que c'est vrai », dit la maxime.

Selon les biochimistes, les vaccins ont un effet domino, on ne contrôle pas vos niveaux de zinc et de cuivre.

Vacciner, c'est fidéliser le client : UNICEF et l'OMS vaccinent 3 milliards de personnes

L'UNICEF a confirmé que 28 laboratoires allaient partager leur vaccin, alors que seuls trois ont des résultats « probants »[17] ; l'UNICEF sait déjà que pour les 25 autres… Ou les vaccins sont déjà prêts, ou alors on les fera, peu importe, c'est du grand n'importe quoi.

La course aux dollars, la course aux vaccins

Trois laboratoires se livrent une course, mais en novembre, on ne sait pas si le vaccin va arrêter la transmission de la maladie. Pas sûr que vous ne soyez pas morts, sans ou avec le vaccin, c'est votre destinée[18].

---

17. Source :
Reuters, https://www.newsmax.com/us/unicef/2020/09/03/id/985419/

Même le CEO de Pfizer a voulu calmer tout le monde : « *On n'est pas sûrs que le vaccin stoppe la Covid-19 [...]* »[19], disait-il en décembre 2020. Après l'hystérie de l'annonce, retour sur Terre.

Et puis, même si vous avez eu la Covid, et des anticorps, vous devrez faire le vaccin. On marche sur la tête.

Vaccin Pfizer/BioNTech

Pour ce vaccin, selon l'entreprise Pfizer, le taux d'efficacité est de 90 %, puis remonté à 95 %.

Il se conserve au froid à -80°C dans des super-congélateurs.

Le vaccin est administré en deux doses, la seconde 21 jours après la première.

D'après des études menées sur 44 000 participants, le vaccin de Pfizer-BioNTech contre la COVID-19 a réussi dans une proportion de 95 % à prévenir la COVID-19 dès la semaine suivant l'administration de la deuxième dose. Cela signifie que les personnes vaccinées peuvent ne pas être protégées contre la COVID-19 avant au moins 7 jours après la deuxième dose. Les symptômes sont donc évalués 7 jours après la 2e dose. Notons que la FDA aux USA a confirmé les 95 %, mais met en garde contre les effets sévères après la 2e injection. Un document de 53 pages en atteste[20].

---

18. mARN vaccins, le fonctionnement dans le détail, source Medcram : https://www.youtube.com/watch?v=eZvsqBCvB00
19. Source : https://www.zerohedge.com/medical/pfizer-ceo-not-certain-vaccine-will-stop-people-spreading-covid-19
20. Source : https://fr.scribd.com/document/487347833/VRBPAC-12-10-20-Meeting-Briefing-Document-FDA#from_embed

Pour vous convaincre sur la nécessité d'analyser et d'attendre, concernant les premiers essais de Pfizer, 2 personnes sont décédées[21]. On ne sait d'ailleurs pas si elles ont reçu le placebo ou le vaccin, manque de rigueur… et de transparence.

Vaccin Moderna : « 94,1 % d'efficacité ».

Ce vaccin a, selon son fabricant, un taux de réussite à 94,1 %. Sa conservation se fait à -20°C jusqu'à six mois dans un congélateur, puis jusqu'à trente jours dans un réfrigérateur avant utilisation.

Le vaccin Moderna mRNA-1273, dont une autorisation de la FDA est attendue le 17 décembre 2020 aux USA[22], est aussi en deux injections en intramusculaire, la seconde survenant le 29ᵉ jour. Évaluation des symptômes 14 jours après. La phase 3 est finie. 30 000 personnes ont été testées, dont 11 000 de différentes ethnies, 7 000 de plus de 65 ans et 5 000 avec des comorbidités. Ce vaccin est dédié à la séquence génétique qui code la protéine *Spike* (S). C'est un vaccin ARN (d'où le nom de la société, ModeRNA) qui génère l'entrée dans les cellules. Quatre-vingt-quinze personnes ont déclaré des symptômes, et parmi ces cas, 90 n'ont pas déclaré de symptômes sévères.

---

https://www.zerohedge.com/medical/fda-confirms-pfizer-vaccine-95-effective-warns-severe-adverse-reactions-after-dose-2
21. Source : https://www.zerohedge.com/geopolitical/fda-says-2-participants-pfizer-covid-vaccine-trial-have-died
22. https://www.infectiousdiseaseadvisor.com/home/topics/covid19/moderna-vaccine-mrna-1273-efficacy-emergency-use-authorization/

On ne sait pas si ce vaccin prévient les infections, on est juste ici dans la mesure des symptômes. Ceci est important pour avoir une chute de la transmission.

Les effets mineurs déclarés par Moderna sont des maux de tête et de la fièvre. Le vaccin mRNA est considéré sur le site de Moderna lui-même comme un *software*, alors que le DNA en serait le stockage. Ce vaccin serait produit sur les lignes de Lonza, à Viège.

D'autres sociétés, comme l'Allemand CureVac, essayent aussi de développer des vaccins ARN, financés par l'Europe, la BIE, mais encore en phase 2.

Pour Astra Zeneca : l'erreur plus efficace que le scénario prévu

Les deux vaccins de Moderna et Pfizer attaquent le SARS-CoV-2 via un ARN messager afin de donner l'instruction de produire la *spike* protéine qui donne la réponse immunitaire.

Astra Zeneca est différent, c'est un vaccin traditionnel, on a utilisé de l'adénovirus de chimpanzé au lieu de l'ARN. L'organisme va donc produire lui-même cet antigène (la protéine *Spike*) et des anticorps spécifiques, ce qui stimulera la réponse immunitaire.

Astra Zeneca a été contraint de suspendre deux fois ses essais : pour des patientes atteintes de problèmes neurologiques – on est loin des fièvre, fatigue, maux de tête qui sont confirmés dans les tests des vaccins Covid-19 : 80 % des gens vaccinés ont de tels symptômes[23] –, et après le décès d'un homme de 28 ans. En règle générale, on repère tardivement les effets indésirables. Il faut du recul et des tests en grande quantité pour les voir.

---

23. Source : The Lancet, étude Folegatti et Al.

Ce vaccin a un grand avantage : il se conserve entre 2 et 8 degrés.

Et il y a dans cette course des centaines de sociétés : Johnson & Johnson, avec son vaccin adénovirus humain avec 2 doses à 56 jours d'écart ; la France et GSK, en retard ou prudents.

GSK/Sanofi annonce pour fin 2021, au mieux mai 2021, un vaccin à protéine recombinante : la protéine S. Il sera simple à conserver et à transporter, encore faut-il pouvoir le créer.

Toutes ces sociétés ont verrouillé des millions de commandes et de précommandes.

Des résultats fiables ?

The Lancet rappelait qu'un ROI faible (vaccin peu fiable) *« augmentait le risque, car les personnes vaccinées se croient immunisées, alors qu'elles ne le sont pas »*.

Ces résultats sont des *Print Press* basés sur des tests au Brésil (9 000 personnes), UK (3 000 tests), avec deux vaccinations. En Angleterre, ils ont donné par erreur une demi-dose aux 3 000 cobayes, mais aux 9 000 autres, au Brésil, la dose correcte. L'efficacité au Brésil est de 62 % sans erreur, mais avec l'erreur (demi-dose, puis pleine dose) l'efficacité est de 90 %. Le test aux USA a été arrêté suite à deux cas. Le placebo était un autre vaccin. Ce vaccin peut-être stocké entre 2 et 8 degrés, et le coût est 10 fois moins élevé que ceux de Pfizer et Moderna. 4,5 milliards de doses sont prévus[24].

---

24. Source MedCram : https://www.youtube.com/watch?v=GOq8-FR8s1E

Vaccins sans risque ?

Australie, les premiers écueils : le vaccin australien vous donne la positivité au HIV

Le vaccin vient d'être abandonné par les autorités australiennes fin 2020[25]. Le docteur Francis Boyle, auteur des luttes contre les armes biologiques « *Biowarfare et terrorisme* », a confirmé. Les faux positifs, pour le Docteurr Boyle, sont un *cover-up* : pour lui, on administre le HIV aux patients. Covid-19 a le HIV à l'intérieur, le professeur Luc Montangier l'a démontré[26] : *le statement, Five high*, les services secrets australiens, Sky News Australia ont exposé les faits.

Reverse DNA engineering en Australie

Premièrement, ils ont voulu faire un vaccin avec la souche originale qui a le HIV, celle de Wuhan, et les Chinois traitent leurs malades de la Covid avec des trithérapies anti-VIH.

Ils ont opté pour la souche de base du Covid, avec une technique dite de *Reverse DNA engineering* : c'est la méthode employée, et vu que le virus avait le VIH, le vaccin a donc le VIH en créant un *Reverse DNA*. Une preuve de plus que le VIH était sur les premières variantes de la Covid-19, fait si souvent caché à la population.

---

25. Source : https://www.nytimes.com/2020/12/11/world/australia/uq-coronavirus-vaccine-false-positive.html
26. Voir chapitre 20.

Sans vaccins

Les non-vaccinés sont trois fois moins consommateurs de la médecine, ce qui pose un problème : la naturothérapie et les soins par les plantes ont été supprimés de l'enseignement au siècle passé. Dès que vous recevez une vaccination, vous êtes transformé en client perpétuel de la médecine (la première injection, le rappel, le rappel après 2 ans, 10 ans). De grands laboratoires anglais travaillent désormais à absorber les leaders du bio pour redorer leur blason… au cas où vous ne voudriez pas d'un vaccin.

Ce qui renforce la défiance, c'est aussi la clause d'irresponsabilité pour les fabricants qui n'est plus valable uniquement aux USA, mais aussi en France. Alors, pas de vaccins ? Pour rappel, le risque de mourir (taux de létalité) du Covid est de 0,001 % pour les moins de 20 ans, et 0,3 % pour les moins de 50 ans. Alors, pourquoi faire des vaccins aussi vite ? Une histoire de gros sous et de brevets… à amortir d'urgence.

Immunisation

Le RT-PCR *(Reverse Transcription Polymerase Chain Reaction)*, comme déjà évoqué, mesure le nombre d'ARN ; ce test mesure du matériel génétique, présent dans beaucoup de personnes pour des raisons très diverses.

Comment peut-on être immunisé contre une séquence génétique de notre propre corps ?

11.
LE VIRUS SARS-2 :
LA STRATÉGIE DERRIÈRE

1998-2018 : des brevets à l'infini

David Martin, analyste et fondateur de la société IQ100 et du langage génomique en Intelligence, ce qu'on appelle ici « Intelligence Économique » sur les brevets, a scruté les brevets de cent soixante-six pays, et il a découvert des pépites intéressantes dans le cadre du Coronavirus.

En 1998, les premiers brevets sont déposés en ligne sur une interface avec l'aide IBM, et donc, on découvre avec stupéfaction sur le web les premières licences sur le Coronavirus, dont la première, le 5 novembre 1998, sous le numéro WQ1998049195A1, puis, le 21 novembre 2002, une variation de ce brevet.

Dès mars 2003, faire de l'argent en brevetant le Coronavirus : cette stratégie devient l'obsession même du CDC. Tout comme en 2003, avec l'arrivée du premier de la famille, le SARS-1 : le 28 février 2003, le Docteur Carlo Urbani, virologue, arrive au Vietnam, et il y mourra avec cinq de ses collègues ; cette première variante a tué huit cents personnes et venait de la province chinoise de Guangdong.

Le premier Coronavirus arrive donc en Asie. Le CDC[27] dépose un brevet sur le Coronavirus le 4 novembre 2003. L'agence de presse *Associated Press* confirme cette course aux brevets sur le Coronavirus à cette date par un communiqué qu'elle diffuse.

Le CDC dépose donc un brevet sur la recombinaison génomique du coronavirus sous le numéro *patent US 7279327* le 19 avril 2002 par l'Université de Caroline du Nord. Puis, dans une frénésie absolue de breveter le vivant (ce qui est en partie aussi interdit aux USA), les brevets s'enchaînent : *patent US 7220852*, par le CDC, directement sur l'isolation du Coronavirus pour les humains et, sur la détection du même virus, *patent US 7776521*.

Dès 2002, on découvre aussi que ce virus est manipulable à souhait. Antony Fauci, le conseiller santé de Trump, a des intérêts partout de 2003 à 2018.

---

27. Center for Diseases Control à Atlanta (Centre pour le contrôle et la prévention des maladies).

Tout a commencé en 1999 avec le professeur Ralph Baric, microbiologiste américain qui a élaboré le plan de cet agent pathogène pour générer du profit.

Le virus peut être manipulé facilement. Dès avril 2002, la *patent US46592703P* est normalement déposée même aux USA, alors qu'il est impossible de patenter, selon la loi, des segments ADN, même s'ils sont isolés ou séquencés, mais on continue le grand carnaval. S'il est interdit de le déposer ou de breveter le vivant, pourquoi insister autant à breveter ce virus, ce Coronavirus ?

Donc, on peut en conclure que l'acharnement sur le virus SARS a été soit de prendre un virus naturel, soit de le modifier pour être breveté, ce qui est contre le droit US et les traités internationaux. Ce virus SARS a donc soit été breveté d'un virus mutant, soit purement et simplement du vivant. Dans les deux cas, c'est totalement illégal, alors pour quelles raisons le CDC insiste-t-il autant ?

Au fil du temps, le CDC détient alors les brevets de qui peut faire des tests, qui peut développer ses propres tests et donc, on passe du virus pathogène à un centre de profits intégré. Imaginez : si chaque labo doit passer par une redevance au brevet pour faire des tests, il ne manque qu'une pandémie. La recherche est exportée des États-Unis à Wuhan volontairement : c'est plus discret.

Le 17 octobre 2014, le gouvernement américain demande une enquête sur la recherche contre le Coronavirus et ses brevets pour être précis sur les réplications et les fonctions pathogènes du virus, sentant des irrégularités dans les demandes de brevets qui affluent.

Le 9 novembre 2014, deux semaines après, est publié dans le magazine *Nature Médecine* un article sur le travail des protéines SHC014 sur la base d'un virus SRAS. On y apprend qu'injecté à des souris, on cherche à répliquer, modéliser et créer des maladies humaines les plus agressives possible. On se demandait donc déjà comment créer une version hybride avec des variantes du SRAS et comment créer la potentialité d'une pandémie, comment le faire et si cela en valait vraiment la peine au vu des risques.

Panique sur les brevets : la solution Wuhan

Le 22 octobre 2014, la recherche sur le SRAS est mise à l'arrêt aux USA. Cette décision des autorités donne des sueurs froides aux laboratoires. Alors, les acteurs US trouvent une parade, celle d'externaliser la recherche en offshore, comme pour la finance quelques dizaines d'années plus tôt, et de financer la recherche à Wuhan, en Chine, dans la province d'Hubei. Les USA financent avec 3,7 millions de USD sur la table pour le démarrage. Mais ce financement n'est pas fait en direct, et suit exactement le modèle financier que les banques ont créé des années plus tôt, celui des sociétés-écrans, qui implique de passer par une société intermédiaire. Les banquiers sont des enfants de chœur à côté de ces montages dont tout le financement passe par une première société du nom de *Ecohealth Alliance Inc.*, qui reçoit plus de 600 000 USD chaque année depuis 2014 (entre 590 000 USD et 620 000 USD pour être précis de 2014 à 2018), avec donc de petites variations pour ne pas trop éveiller les soupçons.

Ainsi, la Chine et les USA pourront se renvoyer la balle pendant la phase 1 de cette « pandémie » et tout le monde aura raison, vu que le laboratoire P4 a été financé en partie par les USA sur sol chinois. Le virus est donc binational.

À Wuhan, on retrouve un doux et savant mélange des genres ; ce laboratoire dit « P4 », on n'en compte que quelques-uns dans le monde (un seul civil en France, à Lyon Mérieux, et deux pour l'armée).

Donc, une petite dizaine, et pour cause : ils sont trop complexes à construire. À l'intérieur, on s'active sur des bactéries et virus qui provoquent des maladies graves chez l'homme et constituent un danger sérieux pour les travailleurs ; il peut représenter un risque élevé de propagation dans la collectivité. Il n'existe généralement pas de prophylaxie ni de traitement efficace contre un tel virus. On y travaille avec trois paires de gants par exemple, et les conditions sanitaires sont drastiques, avec douches multiples et pulvérisations au programme.

Et c'est là que les choses deviennent intéressantes. Les Chinois ont du mal à finaliser la construction de ce laboratoire, qui prend des années de retard. Alors, la France aide à la construction, mais dès 2014, le laboratoire de Lyon est mis de côté par les Chinois : il n'y a plus de chercheur français sur place, malgré les annonces faites encore en 2017 par les gouvernements chinois et français. Les Chinois travailleront seuls avec les fonds américains, sans observateur. Étrange.

Surtout que l'ex-ministre de la Santé, en France, va conseiller et aider les Chinois pour qu'ils terminent enfin leur laboratoire avec six ans de retard. N'est pas P4 qui veut. Mérieux, le laboratoire P4 de Lyon, a jeté l'éponge dès 2014, ainsi, la Chine peut faire ce qu'elle veut… avec les fonds US, la France étant remplacée par les Américains dès novembre 2014.

Wuhan : World Wide Virus

Wuhan a une autre particularité : pour une ville de onze millions d'habitants plus grande que Londres, c'est l'un des hubs les plus importants au niveau du transport aérien dans le monde, avec 63 vols internationaux par jour sur les cinq continents et des vols nationaux vers toute la Chine, soit environ 70 000 passagers par jour, sans compter les cargos. La ville est plus grande que Londres, avec ses cinq aéroports.

Construire un tel laboratoire là où des centaines d'avions s'envolent chaque jour pour le monde entier peut laisser pantois.

Autre particularité de Wuhan : on y trouve une concentration de tout ce que la Chine compte de marchés. Il est très facile de contaminer et d'expérimenter à ciel ouvert ou qu'une erreur soit commise, le marché étant à deux cent soixante-dix mètres du laboratoire P4 (celui de Lyon engloberait le marché)… Pour ainsi dire, il est presque au milieu du marché chinois. Bref, toutes les conditions étaient réunies pour un scénario en faveur d'une propagation maximale d'un virus.

Pourquoi personne n'a-t-il rien vu venir ?

Et si le postulat de départ était erroné ?

12.
EST-CE VRAIMENT UNE PANDÉMIE ?

Le plan de LADEX

Un scénario d'une précision remarquable : tout a été répété. Bienvenue dans la pièce de théâtre !

Cet exercice a eu lieu un an avant la pandémie en 2019, sous le nom EVENT 201. Dans le script de base, il est écrit en toutes lettres de rendre les événements incertains, d'organiser une politique globale et un alignement économique, mais le plus étonnant, en page 18 du document, est qu'on y trouve les étapes d'un confinement sous le terme anglais « *lock step* ».

Le Pandemic Emergency Board

L'exercice consistait à réunir des spécialistes et experts avec l'EVENT 201, dont Monsieur Tom Inglesby, directeur de la fameuse

Johns Hopkins University, qui annonçait sans vergogne 2 millions de morts aux USA, 500 000 en UK, alors que lui-même, le responsable des modélisations, bravait le confinement pour aller voir sa maîtresse à Londres, sans masque. La barre des 200 000 morts est à peine franchie et le CDC à Atlanta confirme que seulement 9 % sont des cas sûrs Covid... 9 000 morts versus 2 millions : grande marge d'erreur !

Lors de cette répétition hallucinante, tout a été abordé dans les moindres détails. Il existe 4 thèmes.

Le seul à connaître le scénario de cet exercice où tout a été prévu, avec des représentants China CDC, US CDC, MSNBC, WEF, est Tom Inglesby. Et, bien sûr, l'OMS. Le Docteur Michael Ryan intervenait dès la 8e minute. Ce scénario a servi à préparer les gouvernants au plan, à un problème respiratoire mondial, et au contrôle des individus malades et aux stratégies à implémenter en insistant sur la nécessité d'une coordination et des impératifs sur la *supply chain network* (chaîne d'approvisionnement). Et dès la 14e minute, il n'y a plus de grippe influenza, de bactéries, d'Ebola, mais un seul scénario est développé : LE CORONAVIRUS, qui se répand en Amérique latine, au Portugal et en Chine continentale...

Il était prévu dans le scénario que des théories conspirationnistes allaient se développer et – hallucinant – il préparait la riposte à la riposte : comment les contrer ? Contrer les Institutions, nourrir les médias et les autorités, sauver les gouvernements en place et placer l'ONU comme un unique gouvernement mondial. Intéressant, non, ce dernier point abordé sur les Institutions onusiennes que personne ne voit venir ?

One World currency, One Government (une seule monnaie, un seul gouvernement).

Le plan média avait été fait. Il était appelé « CAPS » par ses initiateurs, pour « *Coronavirus Associated Pulmonary Syndrome* ».

Coronavirus Associated Pulmonary Syndrome

Dans ce plan parfaitement huilé, une centaine d'acteurs et de représentants des médias et de la société civile. Cela consistait à montrer des séquences de gens en réanimation avec respirateurs, à décrire par des zooms une situation catastrophique avec un maximum de plans, et à montrer une pénurie totale de masques FFP2 en Europe (appelés N95 aux USA) et comment saturer les services de réanimation. Faire paniquer en montrant les rayons vides et pousser à une vaccination mondiale. Montrer par des sondages l'acceptation de cette vaccination. Ceci n'est pas encore votre réalité. Pourtant, c'est écrit.

Dans la répétition mise en place par ce groupe, jusqu'à 65 % des vaccins sont adoptés, même en phase expérimentale, par la population ; on verra en 2021, on vous forcera un peu la main, c'est nécessaire de modifier votre ADN.

La « réalité » est devenue la même partout : on montre des salles de réanimation en Lombardie (la population la plus vieille d'Italie, vaccinée deux auparavant, en 2017, par un vaccin chinois), on a même fait passer ces images en boucle sur les chaînes US en disant que c'était les hôpitaux new-yorkais, puis en disant simplement que c'était une erreur, qu'effectivement, que les images n'étaient pas américaines…

Deuxième répétition

Cinq mois avant la pandémie, le 18 octobre 2019, une simulation (la dernière) a eu lieu, organisée par différents groupes de lobbying, entreprises et groupes pharmaceutiques, aux USA. Je reviendrai sur cette réunion qui s'est tenue à New York, à l'hôtel The Pierre ce vendredi d'octobre de 8 h45 à 13 heures, et en *broadcasting live* privé pour quelques initiés.

Une répétition dans les moindres détails sur l'initiative du WEF et de la fondation Bill & Melinda Gates. Pourquoi New York ? Parce que vous ne pourrez pas être poursuivi là où la justice n'est plus.

Pendant cette réunion, appelée EVENT 201, dont la plupart des vidéos ont disparu des réseaux et sites de recherche, on arpentait des scénarios non pas sur une bactérie comme Ebola, mais sur un virus très précis : le Coronavirus, avec une répétition totale des acteurs en transmettant aux médias de faux flashs infos pour analyser comment ces médias allaient traiter l'information avec des *boards* de sociétés. Mais on l'a répété plusieurs fois, la première en 2019.

13.
GOUVERNEMENTS ET MULTINATIONALES TRAVAILLENT ENSEMBLE : LE MANAGEMENT PAR LA PEUR

EVENT 201 : le déroulement du plan

Au cours de cette réunion, il est expliqué précisément comment créer un monde avec des décisions gouvernementales fortes d'en haut, pyramidales et autoritaires, avec un *leadership* autoritaire, une innovation et une écoute faibles dans le processus pour créer le confinement. Il y est décrit avec minutie comment la Chine impose au monde entier son protocole, que les compagnies aériennes et les restrictions de vols asphyxient le secteur du tourisme et que les masques et le *check* des températures est imposé comme la norme dans des moyens de transport tels que trains, aéroports et mêmes supermarchés.

Même après l'épidémie, il est conseillé que « *ces mesures de contrôles soient renforcées, accentuées pour les protéger* » ; il est cité dans le texte que ceci va créer « *des crises environnementales et de la pauvreté qui montera en flèche* », on y parle de famine et que les leaders accentueront leur pourvoir autoritaire.

Dans le test EVENT 201, les manifestations et la loi martiale sont évoquées. Tout y passe. Une seule question : puisque ce scénario est si précis, pourquoi, quand le virus est arrivé, rien n'était-il prêt ?

Le virus est arrivé en temps et en heure, comme prévu.

Perte de confiance dans les gouvernements, et les économistes confirmeront que les crises dureront des années. Bref, EVENT 201 prévoit même la décohésion sociale. Comment penser la psychose mondiale et la créer. Ce n'est pas la pensée contre la psychose, comme le diraient les psychiatres, mais créer la psychose par la peur et orienter la pensée en pensée unique, où ceux qui lancent les alertes ou dénoncent sont effacés par la Big Tech.

Quand je vous disais que tout était écrit.

Les projections de Bill Gates

Le premier docteur du monde est là pour affoler et on répète le tout le boucle. Il avait préparé le terrain dès 2015 et même avant, dès 1972. Il est partout dans votre ordinateur, mais aussi... sur les chaînes *mainstream* US à longueur de journée.

The Media is the Virus

Il est ressassé en continu la dangerosité de ce virus sur toutes les chaînes d'info en continu, dans un exercice déjà vu dans le monde entier, de *SkyNews* à *Cnews*, qui entretiennent 24 h/24 un climat anxiogène de débats et de dires infinis, basés sur des opinions.

Les éditions spéciales se suivent depuis les attentats du 11 septembre 2001 avec des attaques en continu ; on passe du virus au terrorisme, puis au virus. Le virus, c'est le média.

On réagit en temps réel, il n'y a plus d'analyses, tout se vit, c'est de l'audience, c'est de la publicité, et donc des rentrées d'argent.
Le rien alimente le tout.

On interroge des professeurs en déstructurant la cellule familiale, en annulant vos droits, votre liberté, on passe de « *les masques ne servent à rien* » à « *les masques sont obligatoires à l'extérieur* », puis « *aux masques dès 6 ans en Europe* » et « *dès 2 ans* » ailleurs. La maltraitance n'a pas de limites. Les masques sont obligatoires à l'intérieur, et puis le masque est obligatoire à vie, dans un couvre-feu infini, le virus ne mourra jamais, alors qu'il a juste besoin de votre cellule (bêtise ?) pour se répliquer.

Et on apprendra, si les médias existent encore en 2030, que le masque avait du Teflon, qu'il est cancérogène ; dans 20 ans, ce sera comme l'amiante, votre stade de cancer des poumons sera découvert.

14.
RÉACTIF AU LIEU D'ÊTRE PROACTIF

La peur ou l'ego, à la commande

Réduction de l'accès à l'information par l'acceptation, par la peur, avec les acteurs gouvernementaux, politiciens, experts de la santé. Et toujours chacun avec « *À mon avis… pour moi…* ». De bons soldats qui n'ont pas peur de se contredire, d'annoncer des tests improvisés, que le virus n'est pas en grande quantité dans la salive… On n'est plus à une contradiction près.

C'est le choix de diviser et de faire peur. Tout est devenu infection, aussi bien dans votre corps qu'à l'extérieur. Alors respirez et prenez un grand souffle, car nous allons plonger ensemble dans le grand Gris, là où la confiance n'est plus.

La peur amène la peur… La confiance est éclatée, perdue.

En Suisse, on impose le masque à l'extérieur si une distance de 1,5 mètre ne peut être respectée, et le chef du gouvernement sanitaire suisse, le Conseiller Fédéral M. Alain Berset, a annoncé dans sa conférence du 28 octobre que *« des mesures plus brutales seront prises si nécessaire »*, en réponse à une question d'un journaliste. En démocratie directe, on devient autoritaire. Bienvenue dans sept ans d'autoritarisme.

Le télétravail sera poussé au maximum partout où c'est possible. Ça me rappelle 1996 et 1999, lorsque j'avais créé et mis en place le télétravail pour mes collaborateurs par souci de productivité ; mais ils pouvaient sortir, faire des pauses, ils pouvaient vivre, aller au restaurant, et s'ils le voulaient, travailler de chez eux, ils étaient libres. La Matrice était ouverte. Aujourd'hui, elle est fermée.

Même *Times Magazine* était venu nous voir en 1999 pour comprendre comment une entreprise pouvait fonctionner en télétravail et quel était ce concept si étrange de voir des gens à distance travailler ensemble, ce qui est devenu obligatoire 25 ans après. La première banque européenne DB a même déclaré que le télétravail était définitif, histoire d'économiser sur ses loyers : l'action de cette banque est passée de 120 à pratiquement 0 (8 euros l'action), ceci pour économiser 1,7 milliard d'euros de loyers. Commençons par deux jours…[28]

---

28. Source : https://www.bloomberg.com/news/articles/2020-11-24/deutsche-bank-considering-40-permanent-work-from-home-policy?sref=i4qXzk6d

Cet exercice ressemble grandement à une autre réalité, ou est-ce une illusion ?

15.
FACT CHECKERS À LA MERCI DES GAFA

Judy Mikovits et sa crucifixion par le système

La biologiste américaine Judy Mikovits, également spécialiste en biologie moléculaire et lanceuse d'alerte, est désormais décriée comme conspiratrice par Wikipédia, la base arrière de Google via google.org. Ils n'ont pas réussi à l'acheter. C'est l'une des femmes les plus honnêtes, qui est courageuse, qui a écrit un livre magnifique, et elle est brûlée au pilori par les médias, par le système[29].

Tous les médias « *fact checkers* » sont censés vérifier la véracité des faits et l'exactitude des données. *PolitiFact* et *Fox8*, qui appartiennent à Facebook pour le premier et au gouvernement pour

---

29. Source : https://greensmoothiegirl.com/your-high-vibration-life/episodes/virologist-blows-whistle-interview-dr-judy-mikovits-phd

le second, en passant aussi par le magazine *Science*, tous ont décidé de trucider la lanceuse d'alerte Judy Mikovits.

Même les sites soi-disant de *debugging* des *fake news* aux USA, de *Grifter* à *Opinion*, relatent en fait des fausses nouvelles ou sont même, pire, à la base des *fake news*, vu que leur source est très souvent Google. Ils ne vérifient en fait rien, l'instantanéité étant impossible. Pour preuve, Judy Mikovits a été nommément citée comme accusée et condamnée, alors que la justice US ne l'a jamais fait.

Le Docteur Barke, physicien, classait la virologiste au 13e niveau de connaissance (qui est en virologie l'un des plus hauts niveaux) ; il a été forcé à se rétracter, abandonnant Madame Mikovitz en prison un peu plus longtemps… mais elle n'a pas cédé.

Cette approche ne fonctionnant pas, ce sont des millions de dollars qui lui ont été proposés pour se taire ; elle voulait également récupérer ses titres académiques. Ses avocats lui ayant dit que ce serait la meilleure offre, elle a simplement tout refusé. « *Je n'ai pas besoin de cette offre, j'ai déjà tout perdu* », disait-elle lors d'une interview en avril 2020 à un journaliste américain. « *Je ne couvrirai pas* ("cover up" en anglais), *je ne m'arrêterai jamais de dire la vérité* », a-t-elle déclaré.

C'est le système. Soit on prend au sérieux la crise systémique, économique, soit on est complètement indifférent. C'est la remise en question fondamentale d'un système qui a accaparé tout. Par la corruption. Ce n'est pas une simple crise sanitaire qui devient économique, c'est l'inverse ! Une crise économique déguisée en crise sanitaire.

Compromissions

Ils sont tenus par le système. Tous les systèmes de représentation ne fonctionnent pas. Ils sont absorbés par les statistiques déviantes, indifférents à l'autre, à nous. Ce sont des technocrates.

Des chiffres et des courbes pour vous maintenir au chaud. Vous êtes dans un tableau Excel désormais, merci la matrice, merci Bill Gates !

Comment prouver que c'est une pièce de théâtre ? Avec les fameux tests PCR, la seule preuve d'un manque de rigueur... En tout cas une preuve irréfutable du chaos mondial.

Les faits restent des faits. Les tests PCR sont la pierre angulaire du système de compromissions, de répressions et de restrictions. Le confinement infini qu'on vous impose en ouvrant et en fermant les vannes de vos anciennes libertés. On vous noie en Absurdie. Les restrictions sont infinies. On vous abuse avec les tests, vous êtes un malade, un cas, un infecté désormais... même si vous allez bien.

16.
LES TESTS PCR : UN CHAOS INTÉGRAL

Les tests PCR sont les principaux tests pour « vérifier » si vous avez été en contact avec le Coronavirus, selon les scientifiques.

En France, on est passé de 23 à 267 tests entre mars 2020 et cet automne.

On a multiplié par 10 le nombre de sociétés autorisées à fabriquer des tests. À ce rythme, la France sera le premier pays en nombre de tests, et bientôt le pays le plus haut avec des faux positifs et non négatifs, c'est-à-dire des gens sains qu'on comptabilise comme atteints. Au 15 novembre 2020, on comptait en France 282 tests différents[30].

---

30. Source : https://covid-19.sante.gouv.fr/tests

L'ultime erreur des psychopathes : la valse des tests

Comment fonctionne le souk des tests ?

Il existe trois types de tests : antigéniques, sérologiques et PCR (test en chaînes de Polymérases ou *Polymerases Chain Reaction* en anglais).

Commençons par le début : les tests eux-mêmes doivent être testés. Onze fabricants ont été testés cet été, en juin (1 groupe français, 1 suisse, 2 américains, 7 chinois), entre 20 euros et 100 euros le test. Celui qui fait la mesure ne délivre pas l'accréditation. On va donc mesurer la fiabilité d'un test avec deux critères : le nombre de faux positifs (ancien SARS, par exemple), et les faux négatifs (déjà atteints, mais qu'on n'envoie pas). On le calcule par un procédé appelé biologie moléculaire : 90 % de sensibilité ; 10 erreurs sur les 100, pour un test, c'est énorme. Par exemple, en France, pour qu'un test Covid soit déclaré « correct », 95 % en sensibilité est nécessaire, et en spécificité, 98 %, donc normalement, le test est fiable.

Accrochez-vous !

La liste officielle, publiée le 22 mai 2020, est complètement différente, avec 23 tests homologués. Les chiffres sont éloquents. Certains tests sont en dessous de 90 % de succès, voire 75 % de succès en sensibilité et spécificité.

PCR : fais ce qu'il te plaît !

Les fameux tests PCR ne sont pas les mêmes d'un pays à l'autre (fabrication et amplification), et certains fabricants (laboratoires) les réécrivent eux-mêmes. En gros, on cherche par des polymérases à amplifier un brin d'un virus SARS ou Coronavirus sur le fragment d'un chromosome 8.

On regarde aussi vos récepteurs ACE-2, qui servent de piste d'atterrissage pour le virus : c'est une enzyme de conversion. Comme on n'y voit rien, ou si peu, on amplifie le signal : c'est de la manipulation, elle est totale, transversale, car l'amplification permet de trouver des résidus, des bouts de fragments d'ARN, le code du corps humain et ses ouvriers.

Il y a de nombreux challenges sur ces tests.

Le virus est comme un exosome. Ce sont des cellules sentinelles – un système d'auto-nettoyage en quelque sorte – qui alertent les autres cellules par transport, de véritables camions.

Par exemple, les exosomes sont produits par la peur (vive le confinement !) et le stress, mais aussi les champs magnétiques, l'asthme, les maladies, les infections… À noter que les antibiotiques aussi libèrent les exosomes. Le challenge ? Les exosomes et les virus sont impossibles à différencier ![31]

Le PCR a été créé pour des tests qualitatifs, mais pas quantitatifs ! Le test ne peut détecter que des séquences du virus, mais pas le virus.

L'inventeur avait confirmé qu'il n'y avait pas mieux pour créer une pandémie, que le mieux à faire serait de prendre un coronavirus. Les coronavirus sont si communs. Et de le tester en grande quantité,

---

31. Source : https://exosome-rna.com/is-covid-19-virus-an-exosome/ et https://www.beckman.fr/resources/research-areas/exosomes/deciphering-disease

comme la France qui réalise désormais 1,2 million de tests par semaine.

Europe : on ferme ! Le verrouillage

Une personne sur quatre est mal diagnostiquée ? Ou plus ? Peu importe, on communiquera sur les chiffres, pourvu qu'il y ait des chiffres. Vous êtes d'abord « malades », puis des « cas », puis des « infections ». Et vous ajoute aux chiffres… Une société chinoise a produit deux tests, on a pris celui qui ne fonctionne pas. Pourquoi ? Pour avoir plus de cas ? On passe de l'éthique au grand n'importe quoi. On interdit la musique, les sorties la nuit, les produits essentiels, les restaurant dès 23 heures en Espagne, 22 heures en Belgique, 21 heures en France, 18 heures en Italie… Bon appétit ! Ah ! les restaurants sont fermés…

Isolement et suicide économique

Le tourisme sacrifié, l'aérien sacrifié, on passe de leader aérien à zéro vol.

easyJet Switzerland SA (une filiale d'easyJet Plc UK) n'assure plus que 20 % (au maximum) de ses vols cet hiver[32], la société a dû vendre en catastrophe certains de ses avions à deux reprises pour survivre, en les relouant quand nécessaire.

---

32. Source : https://www.bilan.ch/entreprises/easyjet-reduit-ses-capacites-de-vols-a-20-pour-lhiver

Ainsi, easyJet a 9 avions qui ne bougent pas de l'aéroport de Genève et qui, normalement, transportent 149 passagers x 6 legs x 30 jours, soit 250 000 passagers non transportés…

Air France perd 10 millions d'euros par jour, selon sa présidente. La compagnie vient de recevoir 12 milliards d'aides avec une montée en puissance au capital de l'État français. On renationalise, c'est le plan.

Le transport de passagers est mort. L'aéroport de Zürich est à 94,5 % de passagers en moins sur 2020. Plus aucun vol sur un mois pour des capitales telles Madrid, Paris, Londres… Des villes qui comptaient de 4 à 6 rotations par jour. Les vols vers des villes balnéaires, eux, sont supprimés pendant deux mois, voire plus. Et Quantas vous demandera un vaccin obligatoire dès la reprise des vols internationaux.

Selon l'IATA, le CA sera au minimum de - 60 % en Europe pour les compagnies aériennes, ce qui est encore très optimiste. 157 milliards de dollars de perte pour les compagnies aériennes au niveau mondial[33]. Un détail.

L'aérien, c'est 1,4 million d'emplois qui sont sacrifiés dans le monde.

C'est 10 milliards en moins par mois pour chaque État, si on confine… C'est une blague à 100 milliards jusqu'au 31 mai 2021.

---

33. Source :
https://www.challenges.fr/entreprise/aeronautique/selon-l-iata-le-secteur-aerien-va-perdre-157-milliards-de-dollars-en-2020-et-2021/738908

Alors que le confinement infini est là, pour imposer le *climate change*, les compagnies aériennes sont dans le collimateur, on se sert de la Covid comme excuse pour effectuer ce grand Reset (le grand redémarrage) on vous garde à l'intérieur, votre seule possibilité est le sésame, votre test PCR pour voyager[34].

La faillite en dominos est le scénario 2021 pour l'aviation, qui tente de demander des tests Covid négatifs pour se sauver…

---

34. https://www.project-syndicate.org/commentary/radical-green-overhaul-to-avoid-climate-lockdown-by-mariana-mazzucato-2020-09?barrier=accesspaylog

17.
PCR : POUR CRÉER LA RÉVOLTE

Les tests PCR sont là pour amplifier le matériel génétique[35].

On regarde 18 caractères de séquences qui se trouvent sur le chromosome 8 de chaque homo sapiens !

On teste quelque chose qui est dans le corps de chaque être humain.

Il suffit d'augmenter les tests et leur niveau pour faire peur et de baisser l'amplification pour montrer l'efficacité du vaccin, par exemple. Les autorités contrôlent les tests positifs par le niveau d'amplification.

Qu'est-ce que l'amplification ?

---

35. Source : https://www.bitchute.com/video/4bwTCk5pOiup/

Amplification

Pourquoi ne parle-t-on pas des données d'amplification qui ne sont plus les mêmes entre mars 2020 et septembre 2020, entre la première et la deuxième « vague » ? Pourquoi ne dit-on pas que c'est pratiquement deux virus différents, et qu'on compte de plus en plus des cas de grippe comme cas Covid, comme en Angleterre où le scandale a éclaté au NHS (National Health Services) ? On a forcé des infirmières à classer les cas de grippe en Covid, car il n'y avait que trois cas Covid. L'une d'elles a tout simplement démissionné.

Les médias font de la science

Pourquoi ne parle-t-on pas des tests PCR avec leurs résultats détaillés qui ne sont jamais transmis aux médecins ? Zéro transparence, que vous ayez 23 ou 42 amplifications, le fameux « CR ». « *De toute façon, les médecins ne comprennent rien* », rétorquent les laboratoires en Suisse. À Marseille, c'est x 35, en Suisse x 40. C'est comme une loupe : on amplifie les tests, donc on amplifie les positifs, les faux positifs. Les mots, les mots-clés créent les maux.

Le vocable glisse sur les résultats des tests. Vous êtes transformé en malade (le mot-clé de mars 2020), puis en « cas » (le mot-clé de l'été et automne 2020), puis en « infection » (le mot-clé de l'hiver 2020). La sémantique est importante…

Les chiffres pour effrayer

Pourquoi ne met-on pas dans les chiffres les baisses en % d'un jour à l'autre, d'une semaine à l'autre, d'un mois à l'autre ? On préfère s'appuyer sur des chiffres ronds : « *On a atteint 40 000 morts* », et oui, sur 600 000 morts par an, on arrivera péniblement à 9 % des morts de l'année, sans surmortalité. Une blague !

Des hypothèses avec des millions de morts pour vous paralyser encore plus

Le 26 mars 2020, l'Impérial College, financé par la Fondation Bill & Melinda Gates, annonce 30 millions de morts de la Covid, le script est parfait.

Ce sont les mêmes qui avaient annoncé 150 000 morts de la vache folle, il y a eu moins de 200 morts et ceci était dû à un organophosphaste, un pesticide en fait. Mais là aussi, ils ont été à l'origine de millions d'animaux morts et de fermiers qui ont tout perdu.

La Covid, c'est de nouveau la même pièce de théâtre. On avait joué d'autres représentations il y a une dizaine d'années.

Sur le H1N1, la grippe aviaire, on remet ça, on attend 65 000 morts en Angleterre, si… si… il y en a eu 392 au total. Merci l'Impérial College ! 18 000 dans le monde, selon l'OMS, très loin des 65 000 morts en UK.

Pas de bisous, pas de câlins, on vous met le masque à vie. L'OMS le préconise.

C'est bien, vous allez répéter à l'infini les gestes barrières pour éviter une 3e, 4e, 5e... vague.

La société veut tout maîtriser, y compris la mort ; elle est là, c'est votre destinée depuis votre premier souffle, d'ailleurs, elle n'existe pas la mort, est-ce que notre société est capable de l'accepter ?

18.
PCR : LE TRIBUNAL DE LISBONNE TRANCHE

L'ensemble des décisions de confinement sont prises sur la base de tests PCR en augmentation[36], et pour cause.

Comme pour la musique, plus on pousse le son, plus vous allez finir par l'entendre, mais il sature ; difficile alors de savoir ce qu'on écoute à 130 dB…

L'amplification des tests, c'est la même chose… On amplifie par 42 le *CT* (*Cycle Thresholds*, terme anglais pour *cycle d'amplifications*) et on finit par trouver que tout le monde a eu une réaction immunitaire au Coronavirus, ou à un virus du SRAS ou à la grippe ou rien du tout… Mais on ne sait pas si la personne a

---

36. Source : https://www.zerohedge.com/medical/tested-positive-covid-19-be-sure-ask-question

déclaré la maladie ou si elle va le faire d'ici quelques jours… ou si elle ne la fera jamais, ni si elle a développé des anticorps. On trouve des virus morts, inertes. À 42 cycles, le virus n'est pas infectieux, mais vous êtes dans les statistiques… dans les fameux 5 000 cas à atteindre[37].

Le tribunal de Lisbonne déclare les tests PCR fallacieux, inadéquats et inutiles en novembre 2020.

C'est encore un black-out total des médias, aussi bien en Europe qu'en Amérique, sur cette importante décision de justice qui s'appuie… sur des faits.

Effectivement, le tribunal de Lisbonne, le 11 novembre 2020, a confirmé que ces tests étaient non fiables et illégaux en se basant sur des faits. Il ressort que le taux, avec une amplification à x 35, n'a que 3 % de tests valables, donc que 97 % des tests au-dessus de 35 sont tous non fiables[38].

La charge étant tellement faible, on ne donne pas le facteur d'amplification lors du résultat, ce retour de test est donc obscur. Tout est vague, on confond des citoyens à x 20 (très contaminants) ou x 40 (totalement sains).

Le PCR ne teste pas une maladie, mais la répétition d'un cycle ARN. Le test PCR sert à reproduire des copies du génome.

---

37. Source : https://www.infectiousdiseaseadvisor.com/home/topics/covid19/ct-value-may-inform-when-patients-with-covid-19-can-be-safely-discharged/
38. Source de la décision de la Cour : http://www.dgsi.pt/jtrl.nsf/33182fc732316039802565fa00497eec/79d6ba338dcbe5e28025861f003e7b30

Toute personne qui pense qu'un test positif démontre la présence de la maladie devrait lire ceci avec attention :

- Après 25 cycles d'amplifications, 70 % des positifs NE sont pas des cas, le virus ne peut pas être cultivé, il est mort. Tout est faux dans la Covid, même les tests ? Surtout les tests, qui sont LA base de toutes les stratégies de copier-coller dans le monde entier.

- Après 35 cycles, 97 % ne sont pas cliniquement malades. Et les USA ou la Suisse avec 40 amplifications, c'est x 32 l'amplification de 35. Tout est exponentiel.

Selon le docteur Mike Yeadon, ex-responsable scientifique de Pfizer, tout est écrit[39] :

« *Il y a bien un virus et une maladie, mais c'est la stratégie qui n'est pas la bonne. La prise en charge devrait se faire avec obligation de prendre 1 000 mg de vitamine C et zinc pour chaque habitant, et éventuellement du sélénium. Et peut-être délivrer à chaque habitant une dose de vitamine D, vu l'hiver* ». Bref, anticiper et soigner.

---

39. Source : https://www.zerohedge.com/medical/pandemic-over-former-pfizer-chief-science-officer-says-second-wave-faked-false-positive

19.
AVANT D'AMPLIFIER,
IL FAUT CALIBRER LES TESTS
(QUI SERVENT À CRÉER LA CONFUSION)

Monsieur Kary Mullis, mort le 7 août 2019 en Californie, est l'inventeur du test PCR. Son test à la base était fait pour détecter bactéries, pneumonies et autres staphylocoques. Son prix Nobel de Chimie en 1993 fut sa consécration. Ses tests fonctionnaient pour de tels cas, on le sait depuis 2002[40]. Dès 1989, on mettait en garde contre les faux positifs[41]. Ce qui est intéressant dès les premières variantes du SARS-CoV-2, c'est qu'on a utilisé de tels tests... Kary Mullis a expliqué à de nombreuses reprises que cela n'avait aucun sens de faire de son invention un test.

---

40. Source : https://www.ncbi.nlm.nih.gov/pmc/articles/PMC119969/
41. Source : https://pubmed.ncbi.nlm.nih.gov/2716852/

Le professeur et prix Nobel est mort d'une pneumonie, ce qui permet de douter de la pertinence des tests PCR si même son inventeur n'a pu être sauvé.

D'ailleurs, sa technologie rachetée par Roche en 1991 n'était pas destinée à de telles amplifications. Il obtiendra un bonus de 10 000 dollars de la part de Cetus, qui revendra en 1991 les droits de brevets à Hoffman-La Roche pour… 300 millions de dollars. On l'a ensuite, comme chaque prix Nobel, trucidé dès qu'il a remis en cause le réchauffement climatique ; on lui a lui aussi inventé une maladie, la fameuse « maladie des Nobel »… alors qu'ils sont juste dans la découverte, l'expérimentation hors des sentiers battus des laboratoires.

Les tests RT-PCR se révèlent être de très mauvais tests s'ils sont mal calibrés, d'autant plus que leur qualité varie en fonction des laboratoires. C'était déjà le cas en 2007 avec la coqueluche, des tests ultrarapides qui mènent à une épidémie inexistante. L'histoire se répète[42].

Les mensonges, plus ils sont gros, plus ils sont possibles, même quand 90 % des tests sont des faux positifs[43].

---

42. Source :
New York Times 2007, traduction
https://meteopolitique.com/Fiches/Epidemie-Pandemie/analyse/Tests-PCR-COVID-19/Depistage-des-maladies-infectieuses-La-foi-aveugle-dans-les-tests-rapides-mene-a-une-epidemie-inexistante.pdf
43. Source :
https://pro.hsionlineorders.net/p/HSI20201007A/PHSIWB06/?h=true

Le tribunal de Lisbonne n'est pas le seul à révéler la blague des tests.

Calibrage par le professeur Tournesol

Pour calibrer, il faut être précis… Là, ça se complique.

D'une part, vous avez une séquence ADN de virus à partir de laquelle on va recréer un ARN (il en faudrait trois)… On hybride, on chauffe à une température de 42°C : les résidus en dessous, tout est positif… Ce qui peut expliquer l'inflation des tests… positifs. Les machines sont-elles calibrées correctement ? On ne le sait pas. On ne le saura jamais, c'est comme les machines électorales.

Amplification

Il suffirait de baisser le seuil (par exemple à 25) des amplifications pour arrêter l'hystérie collective et cette impossibilité de gérer une telle maladie. Tout le monde peut délirer, puisque tout le monde dit n'importe quoi. Baisser le seuil de détection des tests RT-PCR de la Covid-19 pour mieux dépister les individus contagieux serait tout simplement la meilleure solution.

On amplifie donc la réalité (ou l'illusion) via ces fameux nombres d'amplifications de l'ADN. La méthodologie est donc capitale… Pour faire simple, plus on répète l'amplification, plus on amplifie le nombre, plus le CT est grand, plus on risque d'avoir de faux positifs. Ronaldo s'en souviendra, comme le gardien Mandanda, qui est positif le dimanche, négatif le lundi, positif le mardi… Mais rassurez-vous, il a été compté deux fois au passage, soit deux cas Covid à lui seul.

Elon Musk aussi a fait quatre tests en novembre, dans la même journée : deux positifs, deux négatifs[44].

Donc, en clair, baisser les amplifications serait opportun. Ce jeu d'amplifier n'est aucunement transparent, même en Suisse, et c'est regrettable ; par exemple, les données d'amplification ne sont jamais communiquées aux médecins, alors ne parlons pas des patients. Diviser pour mieux régner sous prétexte qu'ils n'y comprennent rien, comme en France, où on exclut les médecins libéraux du *process* des soins de la Covid, où la chloroquine est interdite en période de loi sanitaire et autorisée quand elle est suspendue… Suite de l'épisode en février 2021.

---

44. Source : compte Twitter Elon Musk officiel et
https://www.lefigaro.fr/flash-actu/covid-19-elon-musk-realise-quatre-tests-antigeniques-deux-sont-positifs-et-deux-negatifs-20201113

20.
PCR : POUR COMPRENDRE LA RÉVOLTE ?

Le Professeur Luc Montagnier crucifié… en direct

Le professeur Luc Montagnier confirmait un vendredi matin d'avril 2020 l'origine du virus sur une chaîne d'info en continu française. Luc Montagnier (qui est Prix Nobel de médecine 2008) a déclaré que le virus de la Covid-19 a été créé par des chercheurs, ce qui a été confirmé par le Docteur Lin Han par ailleurs. Intéressant : la « filiale » de Google, Wikipédia, le décrit comme « malade du Nobel », disant qu'il n'aurait aucune compétence… et son prix Nobel est relégué au fin fond de sa biographie. Extraordinairement biaisé par les Big Techs, merci à google.org qui finance Wikipédia.

Le professeur Luc Montagnier, sur la chaîne d'info *CNews* du groupe Canal+, a confirmé que le virus du Coronavirus avait des séquences du VIH à l'intérieur, c'est peut-être la raison pour laquelle, en fait, on cherchait un monstre, un VIH viral, un mouton à cinq pattes…

Le professeur Luc Montagnier, qui lui n'est pas décédé, du haut de ses 86 ans, confirmait que ce changement moléculaire « *était fait par des professionnels* » avec une manipulation génétique de ce niveau. « *Une partie de ce modèle […], par-dessus, on a ajouté des séquences du VIH, non ce n'est pas naturel, c'est un travail de professionnel, de biologiste moléculaire, d'horloger* », disait-il. Il a exposé les faits. Aucun des journalistes présents n'a bronché. Pascal Praud a tenté, lui, au contraire, une explication. On a essayé en direct de discréditer l'un des plus grands scientifiques français en lui rappelant que sur la mémoire de l'eau, il était contredit, que la plupart des scientifiques disent le contraire…

Stupéfiant ces débatteurs, ou ces journalistes qui, au lieu d'investiguer, jugent un médecin avec un dédain remarquable. Ses réponses n'allaient pas dans le sens du plan – du discours ambiant.

Le Professeur Montagnier a confirmé que « *sur les 30 000 bases, tout est concentré dans 1 000 bases, une partie de ce génome a le VIH* ». Ainsi, « *le système immunitaire reconnaît le Covid comme le VIH* », renchérissait le biologiste virologue Montagnier. D'ailleurs, on a prescrit en Chine des trithérapies aux patients du Covid au début de la pandémie, un traitement contre le VIH.

Cette information, tombée à 10 heures un vendredi matin, n'a été reprise que dans les flashs de 12 heures et 14 heures, puis a été purement et simplement supprimée de l'antenne : dès le soir, on ne parlait plus du VIH à l'intérieur du COVID, ni les jours suivants… Histoire de rassurer le pangolin… ou d'assurer les gouvernements que le plan serait suivi.

En Suisse, le site revmed.ch, par exemple, stipule même que « *la littérature actuelle concernant la performance de la PCR Covid-19 contient des études de faible qualité* ». Et on s'appuie sur un article du « célèbre » *New York Times* – je cite le docteur médiatique :

« *Même le célèbre quotidien New York Times met en garde ses lecteurs concernant les limites du frottis nasopharyngé PCR Covid-19.* »[45]

Vive la médecine médiatique ! Après les médias-présidents qui élisent un président, les médias sont médecins.

Tout est écrit.

---

45. Source :
https://www.revmed.ch/RMS/2020/RMS-N-689/Performance-du-frottis-nasopharynge-PCR-pour-le-diagnostic-du-Covid-19.-Recommandations-pratiques-sur-la-base-des-premieres-donnees-scientifiques

21.
GOOGLE :
L'ALPHABET DU « SAVOIR » CONFISQUÉ

Dans un monde ultrarapide, ultra-connecté, basé sur l'immédiateté où personne n'a le temps de rien vérifier ou de mener à terme une enquête, on s'en remet au Dieu Google, roi suprême de la recherche d'informations sur le web. David Bowie[46] avait même surnommé le web *« un Alien »* en 1999, lors d'une interview mémorable, où *« il y aura quatre, cinq choix possibles*, répondait-il à une question, *et ceci aboutira à une totale fragmentation de la société »*. Il ne croyait pas si bien dire. Nous sommes sur le point de découvrir quelque chose de terrifiant, impossible de concevoir ce que les médias sont. La tyrannie par la technologie. Le contrôle par le téléphone sans fil : le portable.

---

46. David Bowie, interview BBC dès la 10ème minute :
https://www.youtube.com/watch?v=FiK7s_0tGsg

La population mondiale n'a plus le choix. Google est l'unique moteur de recherche en vie en Occident, puisqu'il a éliminé les Yahoo, Nomade, Voilà, Altavista, Bing, Espotting et j'en passe.

Google concentre plus de 90 % des requêtes du monde, il a laissé les miettes aux autres qui, désormais, végètent… ou ont totalement disparu.

Ce « moteur » de recherche – où Chrome est la page par défaut de milliards d'ordinateurs et ses suppléants mobiles, et/ou avec Facebook, dans le monde – est la référence ou la page d'accueil des nouveaux mobiles en vente. Ce qui existe sur Google, surtout ce qui est mis en avant sur les deux premières pages, fait office de vérité absolue, le reste étant relégué ou effacé selon des critères de pertinence, de fraîcheur de l'information, de tris algorithmiques. Google filtre, oriente avec les mêmes titrailles sur toutes ses plateformes et fait donc la pluie et le beau temps sur l'information mondiale ; les éditeurs et groupes de presse l'ont appris à leurs dépens depuis vingt ans. La presse quémande à Google des droits de diffusion de leurs propres articles ; il est devenu la source d'information du monde entier.

Rappelons que YouTube, avec 2 milliards d'utilisateurs chaque mois, inexistant en 2005, appartient aussi à Google depuis 2006 et que le site Facebook possède quant à lui Instagram et WhatsApp ; le contrôle est mondial et planétaire, Twitter ferme la boucle dans la maîtrise absolue du savoir et de la connaissance, ou plus exactement la propagande et le formatage des cerveaux.

Et le télétravail obligatoire va encore renforcer la Silicon Valley ; le fondateur de *Zoom Inc.*, Eric Yuan, contrôlera demain votre société du modèle gratuit, il pourra imposer dès deux à trois milliards d'utilisateurs n'importe quel prix (Zoom, on n'est que le début), la société n'a pas dix ans. Cette solution *ZoomOn*, normalement limitée à mille utilisateurs simultanés, a été testée sur plus de trente mille utilisateurs en octobre 2020, avec un record en simultané dans des *rooms* de quatre cents personnes. Bref, ce système est nécessaire pour le contrôle de l'information, de toutes les informations, et surtout celles pour votre santé et votre travail. Les technologies sont là pour vous asservir, et non vous libérer.

La quantité fait la qualité et les réseaux sociaux amplifient le BS *(Bullshit)* ambiant dans un esprit de pluridisciplinarité de l'information qui, en fait, émane d'une même source d'information qui duplique à l'infini le même contenu.

22.
PROPAGANDE INFINIE, CONTRÔLE INFINI : DES GAFA AUX MILLE GAFFES

Google fait ce qu'il veut, c'est le nouveau docteur. « La pieuvre », comme je l'appelle depuis vingt ans, est une société qui sait jouer sur les apparences d'un moteur de recherche, né par erreur de stratégie de Yahoo ! (qui avait inclus Google dans son annuaire Y !, bien mal lui en a pris). Au siège de Google, en Californie, à Mountain View, avec ses tapis rouges et son piano à l'entrée, tout est quiétude, douceur et volupté.

Partout la même apparence que la Silicon Valley ; à ses toboggans et bar foot, on se la joue cool pour aspirer les générations Millenium et X, au contenu du monstre de cette pieuvre. Pour maintenir son hégémonie, Google a été obligé de racheter la plateforme YouTube ou de disparaître, comme Altavista dix ans plus tôt, de l'univers des moteurs de recherche ; quant au *video search*, la société possède

90 % de toutes les recherches de vidéos, donc des podcasts des chaînes de télé et autres radios.

La surveillance infinie

Seuls deux pays résistent – et également à la pandémie – au moteur de recherche Google… La Chine, où Baidu reste un moteur important, comme WeChat (à la place de Whats'App), ou encore la Russie, avec le moteur de recherche Yandex. C'est pour cette raison que le DOJ (Département de la Justice des États-Unis) finira par casser les monopoles des GAFA dès 2021, comme le DOJ l'a fait en 1998 avec Microsoft, ce qui a mené Bill Gates à créer sa fondation pour redorer son image, dans une stratégie égoïste exemplaire, passant de tyran et destructeur des sociétés à philanthrope et, aujourd'hui, au rôle de médecin de l'humanité sur *CNN*.

Google, avec les techniques algorithmiques, peut influencer ses résultats d'un pays à l'autre, d'une adresse IP à l'autre, d'une langue à l'autre, où chaque résultat est différent mais se croise de façon invisible. Ce que vous voyez est uniquement votre réalité qui change tout le temps, partout. C'est la force du *retargeting* et de la manipulation de masse : deux personnes dans un même pays ne voient pas à l'instant T les mêmes résultats. Tout ceci est orchestré volontairement par un faux-semblant de pertinence et le passé de vos requêtes.

On vous a déjà identifié, isolé et tracé, cela ne vous rappelle rien ?

Google (et donc YouTube) est ainsi capable de traiter en temps réel, de classifier, censurer, pousser. Il maîtrise l'alphabet, et non le langage, d'où le nom de la maison-mère, suprême affront – « Alphabet » –, se prenant pour le créateur de l'univers, de la langue, du langage du vivant.

Le « moteur » de recherche Google – ou le *video search* YouTube – structure l'agenda, s'adapte, efface, reclassifie en temps réel les politiques du port du masque qui ne sert à rien ou est dangereux ; ainsi, on peut en quelques micro-instants reclassifier « l'information » du moment, l'effacer. Facebook suit la même stratégie. Et les autres emboîtent le pas, comme Twitter. On essaye de tout manipuler, des sondages à l'info[47].

Pour snopes.com, les *facts checkers* utilisent Google pour différencier ce qui est vrai de l'ivraie. *Politifacts* est aussi fondé et financé par Google et Bill Gates via sa fondation officiant sur le même terrain. Ce qu'il est important de comprendre, c'est qu'il y a un lien étroit entre ces acteurs et l'OMS dans le cadre de la stratégie de la peur et du tri de l'information par des accords. L'OMS s'est vendue aux pieuvres, Wikipédia est utilisé dans toutes les écoles comme source d'information fiable, alors que sur Wikimédia, qui est derrière, plane l'ombre des GAFA, et les Alexa et Siri jouent aussi cette partition. Les donateurs par exemple d'un Wikipédia sont des

---

47. Source : https://www.youtube.com/watch?v=0NhYTm2auyw

sites du nom de google.org et Microsoft Matching Gifts Program, ou encore le site de streaming Netflix. Sans commentaires.

La BigTech est derrière ce scénario, parce qu'ils vont remplacer les banques et les magasins locaux seront tout simplement éliminés. Ont-ils assez de pouvoir pour faire ce redémarrage planifié ?

Ils organiseront leur événement WEF pour en parler du 18 au 21 mai 2021, très loin de l'Europe, à Singapour, au calme, pour tenter leur Great Reset, une fois l'économie terrassée…

23.
L'AGENDA 2022 DU CORONAVIRUS EST DÉJÀ ÉCRIT PAR LA TECH

« Si c'était vrai, ça passerait sur les médias », disait une grand-mère… Alors attendons un an… deux ans, ou jamais.

Censure infinie des opinions divergentes : les réseaux asociaux

Ils censurent tout ce qui ne va pas en direction de l'agenda des GAFA et de leur propre agenda, c'est la monnaie digitale en ligne de mire, comme étape. L'anéantissement du cash, testé en Inde, le cash est dangereux tout à coup, préférez le sans contact pour payer, pour vivre… pour vous tracer. Ceux qui s'opposent à un dollar numérique, par exemple, il faut l'éliminer. Qui ? Les médias sont donc 100 % contre Trump. Ils ne toléreront aucune dissidence, désormais. L'arrogance de vouloir recréer une société est là.

Avec la monnaie digitale, commençons par l'euro, on peut vous tracer, vous taxer, vous isoler. Ça ne vous rappelle rien ?

Nous allons passer de la prothèse médiatique (téléphone) à la prothèse intégrée (puce). De toute manière, vous ne pouvez plus vous passer de votre téléphone, et pour être sûr que vous ne le perdiez point, on vous le greffera, sous forme de micro-RFID, un implant sous-cutané, au plus tard en 2025. De la science-fiction ? Non, c'est écrit en page 121 du livre de Schwab, directeur du WEF. On contrôlera votre information, votre savoir, vos déplacements, votre vie, ce que vous aurez le droit de dire, de faire et comment vous mouvoir, ce sera le certificat de déplacement, de vaccination, de votre liberté si vous désirez allez à plus d'un kilomètre de chez vous, et si vous le dépassez, on le saura. En Europe de l'Est, on a déjà tracé, en Slovénie, tous les téléphones pour vérifier ceux qui étaient sortis du pays. Puis il y a les réseaux. Ces réseaux sociaux trient déjà en temps réel les tweets et les articles que vous pouvez lire. Et avec la peur, c'est parti.

Pour Twitter, par exemple, son CEO Jack Dorsey devrait être traduit en justice pour ses faits : il trie, sélectionne, efface systématiquement les tweets ou comptes de journaux – New York Post – ou de personnalités si les tweets ne correspondent pas à la lignée, et je ne parle pas que de Trump… Je parle de milliers de personnes, docteurs, mathématiciens[48] ou autres, qui n'ont plus de liberté. Ted Cruz, sénateur américain, le 17 novembre 2020, a révélé

---

48. https://twitter.com/bobbypiton

les faits de la censure, dangereux pour la liberté de l'expression, la censure de la Big Tech des publications[49].

Ouvrez les yeux : vous êtes les acteurs du Monde, de la réalité

Personne n'y prête attention, c'est discret, non douloureux ; on supprime des chaînes sur YouTube selon les « *Community Guidelines* »[50]. Ces sites ne respectent pas les droits civiques de liberté en violant constamment la Constitution des droits US et son article 18 USC 241 en bloquant les comptes. Par exemple, le compte Twitter du *New York Post,* qui relate l'affaire du fils de Biden, est effacé. Ou comment effacer la liberté d'expression, l'information, la vraie, celle qu'on vous cache.

Vous êtes trop stupides pour vous faire une opinion, il faut vous influencer, vous guider comme des moutons, pensent les initiateurs de ce Grand Reset.

Tout est connecté, détruire le monde est leur objectif, ouvrez les yeux. Le marché de la consommation, c'est ce qui maintient la paix ; le détruire avec la Covid, c'est créer les conditions de la guerre, d'abord civile en 2021-2022 en Europe. Si l'intransigeance et l'autoritarisme ne faiblissent pas, alors 2027 sera l'année charnière. C'est la lutte contre le peuple, le populisme, il faut l'éliminer. Désormais, c'est le **P**ouvoir **C**ontre la **R**évolution.

---

49. Source : https://www.youtube.com/watch?v=0NhYTm2auyw
50. https://www.youtube.com/watch?v=RGxbaxviRVw

24.
DES FAITS HALLUCINANTS OU COMMENT CRÉER UNE HYSTÉRIE COLLECTIVE...

Le système de façonnage des comportements

Bill Gates, ex-patron de Microsoft, n'est pas très loin, et là, on lui trouve désormais attribué le titre de « premier docteur du monde ». Par ailleurs, ni de docteur ni même d'infirmiers, mais il est sans arrêt en train d'expliquer dans les médias *mainstreams* comment faire les *lockdowns* dans le texte : ils ne seront levés qu'à la découverte d'un vaccin, selon le roi Windows.

Si vous désirez franchir votre fenêtre, il va falloir attendre. Et par façonnement *(shaping)*, il en rajoute une deuxième vague, une suivante. Il renchaîne en donnant des dates d'ouverture, fin 2021 au mieux pour les gouvernements, voire 2022 pour les voyages. Il est depuis bon nombre d'années obsédé par les virus (et la population mondiale), et plus spécialement les coronavirus, comme le démontrent les quelques vidéos qui restent encore de ses interventions à TedX, en 2015, sur le site de vidéo YouTube.

Le système est tout, sauf transparent

Une véritable enquête serait nécessaire sur sa fondation Bill & Melinda Gates, qui finance tout à tour de bras, comme en novembre 2014, depuis 20 ans.

Elle a financé pour 30 millions de dollars le CDC aux USA ; un doux et savant mélange des genres quand le privé subventionne l'État et son service sanitaire.

En Suisse aussi, un doux mélange des genres.

Un mois avant la Covid, SwissMedic signe, en février 2020, un accord de financement et reçoit 900 000 USD pour des projets de mise sur le marché de « *Global Health Projects* », encore un doux et savant mélange des genres de Bill et Melinda Gates.

Comment devenir docteur ? Payer l'OMS ?

La fondation Bill & Melinda Gates est partout. Elle a signé un accord avec l'OMS, puis en est devenue son premier financeur avec plus de 400 millions de USD, ce qui n'est rien pour une fondation qui gère au minimum 55 milliards d'actifs, comme une banque centrale : c'est juste le docteur central.

Comment l'OMS peut-elle encore prendre des décisions en toute impartialité ? Une enquête indépendante mériterait d'être menée. L'Italie a essayé. Trop corrompue[51].

Geo-engineering : *le cover-up* comme science…

Bill Gates finance tout[52].

Scopex, une de ses sociétés, a financé pour un 1 milliard de USD pour mettre en place des systèmes de géo-engineering et des satellites.

Il a aussi investi dans le futur passeport européen (dès 2022) via un autre projet expérimental, *Quatuum Tatoo*, pour vous tatouer électriquement pour remplacer le passeport biométrique : sans ce sésame, pas de voyages, pas de déplacements.

Vaccin à chaque étage.

---

51. Source :
https://www.armstrongeconomics.com/international-news/disease/motion-made-to-arrest-bill-gates-in-italian-parliament/
52. Source : CNBC, https://youtube.com/watch?=x6ng-JCZIHE

25.
LA FOLIE N'A PAS DE LIMITES :
LE PROJET OX 5034

C'est l'arme volante de Bill Gates, validée en pleine pandémie en avril 2020. Cette autorisation suprême lui permet d'asseoir son autorité dans le domaine de la santé via des sociétés dont il est actionnaire majoritaire.

Le 30 avril 2020, l'agence de l'environnement aux USA a autorisé une autre société de Bill Gates, *Oxitec* (financée par la fondation Bill & Melinda Gates), à modifier génétiquement des moustiques. Oui, vous avez bien lu, des moustiques, pour lutter contre la malaria. *Science magazine* a même utilisé le terme de « *seringues volantes* », car le but est de vacciner discrètement les êtres humains par des nanoparticules injectées aux moustiques, qui finissent dans votre sang, et la Floride est en mode test. Les êtres humains ne sont que la cible. Les nanoparticules, on les retrouve dans le plan Covid avec un vaccin génétique.

Ce n'est pas de la science-fiction, vous êtes dans l'Histoire.

Il a financé des simulations de pandémie non pas par des bactéries ou des virus, comme il en existe des millions, mais sur un seul type, celui qui a une couronne plus grande, qui attaque un récepteur ACE2 de votre corps, celui qui s'appelle « SRAS » ; mais il ne va pas l'appeler « SRAS », on l'appellera déjà Coronavirus. Alors, ils répètent la pièce de théâtre avec minutie. Mais qui sont les protagonistes de cette pièce ?

GAVI : vous serez gavé de vaccins dès 2021

Bill Gates, en janvier 2019 déjà, confirmait depuis Davos (en Suisse), à la journaliste de CNBC, que les vaccins sont et resteront le meilleur investissement de sa carrière[53].

Intéressant, pour le patron qui a installé les logiciels Windows sur la planète entière, qu'il n'ait jamais réalisé autant de profits multiples, passant de 20 milliards à 200 milliards de bénéfice.

Gates Vaccin International est une entreprise tentaculaire financée par des laboratoires et des pharmas du monde entier, créée par Bill Gates, qui génère 700 millions de revenus et 5.5 milliards d'*assets*, le tout financé depuis Genève… Il finance tout pour structurer le savoir *made in Gates*. Des écoles de Californie et de Chicago reçoivent 700 millions de USD et, plus surprenant, le CIO, Comité International Olympique à Lausanne, plus de 2 milliards en cumul.

---

53. Source : https://www.youtube.com/watch?v=6RYJwkhpkQ

Une institution dans le Minnesota reçoit plus de 3,4 milliards de USD pour son système de santé. Le but de l'association était d'aider les pays les plus pauvres de la planète ; on en arrive à financer 3,4 milliards de USD au Minnesota, le Minnesota est donc devenu l'un des pays les plus pauvres de la planète. Et surtout, l'OMS reçoit 300 millions de GAVI.

Sans aucun *background* médical, Monsieur Bill Gates est devenu le docteur *mainstream* des médias aux USA (CBS, ABC, MSNBC), et surtout de la controversée CNN. Il s'est auto-promulgué médecin du monde en finançant et en investissant ce champ des *bigs pharmas*, comme CNN promulgue les présidents. En 2017, sa fondation Bill & Melinda Gates finançait des campagnes massives de vaccination en Afrique et en Inde. Les vaccinations ont causé en Afrique plus de paralysies que la polio, tout comme en Inde. Bill, dans un sourire narquois, avouait des dommages collatéraux. Il a tout nettoyé sur les réseaux avec ses amis, sauf un article de l'enquête qui reste sur l'office de santé indien.

A-t-il vraiment été parent ? Ses trois enfants ne sont pas vaccinés, vraiment ? Dans une campagne de vaccination en Inde, la commission du Parlement indien a conclu qu'au minimum 490 000 femmes ont été paralysées ou sont infirmes suite à des vaccins de la fondation Bill Gates : c'est 10 fois le nombre de morts en France de la Covid. Le Parlement indien a publié ces faits sur son site de santé. Et certains ont enquêté aux USA[54].

---

54. Source : https://themarshallreport.wordpress.com/2020/04/16/robert-kennedy-jr-challenges-bill-gates-global-vaccine-policy/

Un vaccin pour la Covid, promet-il ? Comment faire un vaccin avec un virus qui a déjà muté, et qui mute des dizaines de fois, avec 80 % de gens sains ou asymptomatiques ? Même si cela doit causer des allergies ou des séquelles, qu'importe, le vaccin, ça rapporte… Il est là, et chaque laboratoire annonce entre 70 % et 95 % de taux d'efficacité.

Ce virus est donc très mutant, il vient de se recombiner avec rapidité, avec des variants. Aujourd'hui, en Europe, on a le variant 4. Au menu en cet automne 2020, il se comporte comme une grippe, il n'y a plus rien. Là où 40 % d'efficacité est le maximum pour un vaccin, Pfizer affirme 90 % depuis novembre, qui dit mieux ? Mais il n'y aura pas un (ils nous le disent déjà) vaccin, mais deux, voire trois, quitte à faire des rappels. Des injections à 43 USD l'injection x 3 milliards d'individus, c'est une opération financière intéressante. Les USA ont sécurisé 1 milliard de doses. L'Europe a déjà commandé pour 300 millions de doses à Pfizer, 1,3 milliard de doses si on cumule toutes les précommandes. On se rapproche du plan.

Sur le SRAS-1, le premier virus Covid, aucun vaccin n'a dépassé le stade clinique de la phase II, c'est dire ! Il faut entre 7 et 10 ans pour obtenir un vaccin, alors quand on l'entend nous en annoncer un en 1 an… Ou alors, les vaccins qu'on nous annonce pour bientôt avec 99 % de réussite sont-ils vraiment des vaccins ? Si on vous injecte de l'ARN ou du vaccin synthétique, est-ce que vos descendants seront aptes à vivre ? Une question que la communauté scientifique devrait se poser. On préfère vous entretenir dans l'agitation du moment : qui ouvre ? Qui ferme ?

Le 15 mars 2003 était créé le terme « Severe Acute Respiratory Syndrome » (SARS) ; le 15 mars 2020, la Terre était confinée.

« Le 15 mars 2003, 21 passagers sur le vol Hong-Kong Pékin étaient contaminés, mais on n'a rien appris en 2020, on laisse les frontières ouvertes, sauf Trump. » L'auteur.

Pour fabriquer un vaccin, il faut que les anticorps soient déjà sur un bon nombre de mémoires cellulaires, alors la solution sera peut-être un vaccin génétique qui est si différent, en plusieurs doses – Pfizer promet un vaccin avec un taux de réussite de 90 %, du jamais vu, et même 95 %. On est là pour vous contrôler, pas pour soigner. On vous intègre une puce et l'argent électronique en un seul contrôle, un seul Jab. Petit retour en arrière.

26.
COMPRENDRE LE CERVEAU DE CEUX QUI FONT L'AGENDA... DEPUIS 2016 : LE GRAND RESET

Le Grand Reset, une idée de la Grande Dépression recyclée...

Leur stratégie, avec une coordination parfaite du FMI, de l'OCDE, des institutions, des banques centrales... est de capitaliser sur la Covid-19 pour effectuer ce redémarrage qui va aboutir à la chute des démocraties et à une explosion des marchés US vers le haut.

Schwab reprend une idée de 1932, *« stakeholder economies »* (économie de la participation), qui a déjà échoué, du livre « The Modern Corporation & Private Property », une idée de la Grande Dépression qui est devenue un chaos complet avant que l'économiste Milton Friedeman, en 1970, confirme que la responsabilité du business est d'accroître les profits. L'histoire se répète.

C'est un mix entre communisme et féodalité qu'on veut vous imposer, nous imposer. Pas besoin d'aller très loin : le monde que le WEF vous propose a été annoncé en 40 secondes en janvier 2020, directement au WEF (World Economic Forum) sur leur propre chaîne Youtube[55].

Ils ne croient pas en la Constitution des USA par exemple, tous nos droits, ceux des Américains, sont faux, l'eugénisme à la Julian Huxley.

Le père de Bill Gates avait écrit « *Showing Up for Life* », cette théorie a donc prospéré d'un monde gouverné par une seule entité et de l'eugénisme, prêchant ce point depuis la Seconde Guerre mondiale, et Bill Gates n'est que la phase finale du plan de son père. Il est obsédé par la population mondiale, comme il a manipulé toute l'industrie informatique avant que le DOJ ne le stoppe en 1998 ; blessé, il a cherché à redorer son image via sa fondation : pari réussi, il contrôle les pharmas, indirectement.

« *Ils veulent réduire la population, ce sont eux les racistes* », disait Martin Armstrong en Floride lors de l'un de ses séminaires.

Vous ne posséderez rien, vous serez « heureux »

Ils ne se cachent même plus.

Le WEF *(World Economic Forum)* est à la une du magazine *Times Magazine* avec le titre « Grand Reset » en novembre 2020, où l'on voit le monde entouré d'échafaudages, on placarde des puzzles pour remplacer les continents moribonds par la pandémie, pour faire le plan en repartant de zéro. Le but, c'est de profiter de cette crise

---

55. https://www.youtube.com/watch?v=eOsKFOrW5h8

appelée « opportunité » pour repenser le monde : zéro carbone, zéro fuel, zéro économie, zéro possession.

Le 18 novembre 2016, sur le site Twitter du WEF, à 10 h 15, le WEF publiait : « *You'll own nothing, and you'll be happy. This is how our world could change by 2030* ». Autrement dit : « *Vous ne posséderez rien, et vous serez heureux. C'est ainsi que le monde sera en 2030* ». Le tweet a été effacé du compte en novembre 2020. Intéressant, non ?

Pourquoi effacer un tweet d'il y a quatre ans ?
Ce n'est pas grave, on a la capture d'écran.

UN et WEF main dans la main pour le… pire

Les gouvernements n'ont rien à dire. Les textes sont écrits par l'UN et le WEF, du Sénégal au Canada. Ils récitent TOUS le même texte, du Pakistan au Canada, en passant par l'OCDE, le Premier ministre anglais et, bien sûr, le dernier acteur de la pièce de théâtre, Joe Biden : « Building Back Better », sur son pupitre pendant sa campagne, est le même slogan que partout, sur tous leurs pupitres… Réveillez-vous, c'est écrit !

Et puis on passe à la 3ᵉ phase : « *The future we want* », « *Le futur que nous voulons* », et là encore, on vous récite la même chose. Qui est à la manœuvre, qui est le conspirationniste ?[56]

---

56. Source :
https://www.thesun.co.uk/news/13257235/bizarre-new-covid-conspiracy-theory/

La vraie bataille n'est pas le virus, ce sont vos libertés civiles. « Peut-on guérir des pervers paranoïaques ? », se demandait le Docteur-anesthésiste Louis Fouché dans une interview. J'en doute.

27.
BLACK-OUT SUR L'INDE

Les recherches en Inde avaient subi le même sort quelques semaines plus tôt, par un procédé de rétractation si commun dans le monde scientifique quand un article ne va pas dans le sens du consensus promulgué...

L'Inde avait connu aussi l'affaire de la fondation Bill et Melinda Gates, qui avait même utilisé des stars de Bollywood pour ce hold-up, comme le film que vous ne verrez plus.

En 2009, vaccination contre l'hépatite, sans le consentement des parents, le cauchemar pour ces filles. Toute la procédure a été investiguée dans les moindres détails, et le Parlement indien, avec Narendra Modi, a découvert qu'une organisation étrangère gérait les vaccins.

Le Docteur Colins Gonsalves, de la Cour suprême de l'Inde, a fait un travail remarquable qui a abouti, le 30 août 2013, à une présentation au Parlement du Rajya Saba qui a démontré toutes les irrégularités pour vacciner contre le papillomavirus. Il est écrit noir sur blanc que le gouvernement n'aurait pas dû l'autoriser, qu'il ne faudra pas le refaire, et le Docteur Gonsalves déclarait : « *Ils sont de retour avec leurs mêmes arnaques* ». Avec la manipulation des médias, la manipulation de la population sous le couvert de philanthropie, l'acquisition du pouvoir politique et économique du second pays le plus peuplé au monde. Je trouve dommage qu'on n'ait même pas eu d'échos à ce sujet.

Le département de pédiatrie de Delhi, en 2018, a publié dans *l'International Journal of Environmental Research and Publich Health* une étude qui faisait référence à la paralysie de près de 500 000 filles en Inde (491 000) ; normalement, sur 17 ans, c'était 130 000. On est passé à plus de 640 000 filles paralysées. Ce document du 15 août 2018 est toujours sur le site[57]. Tapez le numéro PMCID PMC6121585 dans le moteur de recherche, et appréciez. Qu'en pensez-vous ? Tout est écrit.

Le test de la monnaie digitale Mody agit avec Bill Gates

L'Inde ne s'arrête pas là. Narendra Mody, le Premier ministre, enlève le cash (suppression des billets de banque de 500 et 1 000 roupies)[58] sans en informer la banque centrale indienne.

Enlever des billets de banque sans en informer les autorités bancaires de son propre pays, ce scénario a été réalisé sur une idée

---

57. https://pubmed.ncbi.nlm.nih.gov
58. Source : https://or.fr/actualites/inde-la-demonetisation-des-billets-provoque-une-ruee-vers-les-guichets-de-banque-1038

de Bill Gates, tout ceci en moins de deux mois. Le but officiel ? Lutter contre l'évasion fiscale avec des billets de 500 roupies qui valent 7 euros. De qui se moque-t-on ? De nous. Quelle plaisanterie ! C'est pour contrôler sa population.

Le confinement explose en Inde. Ce qui guette l'Europe…

Suppression des prix fixes : 250 millions de paysans en grève !

La tyrannie du gouvernement dans le marché des graines n'assure plus de prix fixe et garanti. La suppression des prix fixes des graines, un autre secteur de la fondation Bill & Melinda Gates, sans aucune transition, provoque une grève unique de 250 millions d'Indiens qui bloquent tout[59], sans masque, presque comme si la totalité de l'Europe était en grève. Cette grève n'est pas relayée par les médias sociaux, le Plan, c'est aussi d'éteindre les paysans en Inde (qui représentent 14 % du PIB indien), ils ont trop d'enfants. Puis, après, on s'attaquera aux paysans européens par de nouvelles règles antipesticides, sans transition, pour aboutir à la famine.

---

59. Source : https://www.theguardian.com/world/2020/dec/08/nationwide-farmers-strike-shuts-down-large-parts-of-india

28.
BLACK-OUT SUR LA CHINE

Le Docteur Li Yan, lanceur d'alerte

Le Docteur Li-Meng Yan, qui a travaillé en Chine et à Hong-Kong dès décembre 2019, a dû fuir son pays, la Chine, car elle a fait quelques révélations dérangeantes pour le gouvernement chinois. Cette virologiste et épidémiologiste a été bannie de Twitter (on a recréé de faux comptes à son effigie), et elle est descendue en flèche par l'OMS. Elle est également chirurgienne, experte en virologie et immunologie, et a démontré que ce virus n'est pas né dans un pangolin ou une chauve-souris... pas dans un marché... ou pas seulement, mais bien dans le labo P4 de Wuhan.

Au contraire, ce virus, qui a été caché par le gouvernement chinois délibérément, est bien né de recherches scientifiques cachées. Cachée aussi, la virologiste a très vite compris que la vérité devait éclater, et ceci dès 2019. Le 25 septembre 2020, elle a déclaré en 5 points que le SARS-CoV-2, virus qu'elle a identifié en décembre 2019, n'était pas une pneumonie normale, et que dès décembre 2019, on savait. À l'époque, il y avait 40 cas à Wuhan (et non 27, comme le prétendait le gouvernement chinois), dont certains ne sont jamais allés au marché de Wuhan. Le génome, qui deviendra le futur COVID ou SARS-CoV-2, est donc détecté à Wuhan en 2019. Le gouvernement bloque l'information dès le départ. Dès décembre 2019, la virologiste démontre que ce sont des transmissions d'humain à humain qui infectent... Cette nouvelle fait l'effet d'une bombe. Le gouvernement chinois panique. Avant de nettoyer et de détruire le marché aux animaux de Wuhan le 1er janvier 2020, le gouvernement collectait discrètement 33 échantillons sans aucun observateur. Il n'en est ressorti qu'un seul : il ne provenait pas d'un animal, mais de l'eau, comme ceux prélevés dans les eaux usées qui aujourd'hui sont positives.

La Chine a donc créé des protocoles à imposer. Il fallait trois critères – fièvre, toux, radiographies pulmonaires – pour obtenir des résultats positifs et développer des protocoles copiés, ceci afin de dénier la transmission d'humain à humain. Le gouvernement n'admet que 60 cas à la fois afin de maintenir bas les taux de propagation en Chine. Le gouvernement chinois est seul responsable des annonces, et non les hôpitaux, comme en Europe aujourd'hui. Les décideurs chinois ont peur, car ils voient bien que ce n'est pas une pneumonie.

Le 20 janvier 2020, la Chine déclare publiquement que la transmission du virus se fait d'humain à humain depuis 2019, et le gouvernement chinois est forcé de le reconnaître le lendemain. Le *lockdown*, premier confinement mondial, est déclaré à Wuhan trois jours après, soit le 23 janvier 2020, et devient l'exemple à suivre mondialement.

Une semaine après le début de la crise monétaire, une ville de 11 millions d'habitants est coupée du monde. Parfaite coordination.

Entre mi-janvier et mi-février, le gouvernement chinois ne voulait pas de *lockdown* en raison du Nouvel An chinois, ça faisait mauvaise figure. Là, il n'avait plus le choix, la doctoresse parlait trop et il fallait l'arrêter… mais elle s'enfuit aux USA.

Comment le gouvernement chinois peut-il diffuser un tel virus parmi 1,3 milliard de personnes ? Et pourquoi ? Dans quel but, s'il y en a un ?

Le SARS-CoV-2 est artificiel

Le Docteur Li-Meng Yan détient des preuves scientifiques : elle démontre que le virus « *est comme un lego* » dans lequel on a laissé une pièce du virus comme identificateur, comme une empreinte. SARS-CoV-2 est à l'intérieur de ce que l'on appelle des « nucléotides ».

Les virus sont des petits agents qui pénètrent dans vos cellules, les parasitent et les obligent à les répliquer. Ce virus, lui, est comme une vache qui aurait une tête de cheval, des oreilles de lapin, des pieds de chevaux, mais il est « naturel ».

À Wuhan, on prépare les virus et leur embarquement…

Il est parfaitement calibré et adapté pour attaquer les cellules humaines. À Wuhan, on manie les variants de Coronavirus CC45 et DXC21 avec des couches de protéines différentes. En 2015 et 2017, ces virus étaient incapables d'attaquer l'être humain. En 2019 et 2020, ils se reproduisent comme par miracle. C'est un travail de 6 mois au minimum, effectué par des laboratoires, ce qui nous ramène comme par enchantement aux dernières répétitions à New York de EVENT 201, mi-2019.

Fin avril 2020, le Docteur Li Meng Yan confirmait déjà des transmissions en 2019 d'humain à humain de la Covid, lorsqu'elle était à Hong-Kong, dans sa province chinoise. Avant de se cacher fin avril, puis de s'exfiltrer et d'atterrir à Los Angeles.

Interrogée par le FBI à son arrivée aux USA, elle a confirmé que ce virus n'a rien d'une mutation du pangolin ou des chauves-souris ; et les brevets déposés prouvent bien que rien ici n'est spontané.

Le Docteur Li Meng Yan corrobore ce que le professeur Luc Montagnier a trouvé : un mouton à cinq pattes destiné à attaquer les êtres humains.

Alors, la vraie question est : comment anticiper ? Être proactif ?

29.
BLACK-OUT SUR LES USA

La grande réinitialisation

Écarter Trump à tout prix pour implémenter le plan : tout le monde tombe dans le piège, les médias élisent Joe Biden… CNN en tête. Les Russes et les Chinois attendent la vraie date, sage décision dans l'hypercorruption mondiale en cours. Trump ne concédera pas, rien à voir avec de la politique, on est sur un changement de société, de civilisation[60].

On place des gens au pouvoir pour décliner le plan du confinement infini. C'est la subjugation par le masque de vos comportements. On vous maîtrise.

---

60. Source : https://www.newsmax.com/politics/trump-concede-tweet-gsa/2020/11/24/id/998486/

Supprimer la Cour suprême aux USA ?

Le plan nécessite d'avancer vers un niveau de corruption important. Sans intervention de la Cour suprême sur cette fraude, les USA iront vers une période sombre.

Cette dernière a refusé d'ouvrir une enquête, même à la demande d'états comme le Texas, de centaines de parlementaires Républicains, pour irrégularités et fraudes. La Sécession est donc en bon chemin. Le démantèlement des USA est donc en cours.

La Cour suprême va passer de **9 à 24 membres, avant d'être supprimée, c'est leur plan. C'est un coup d'État.**

Il restera à prendre encore le Sénat ; ici, on n'est plus en politique, on est en corruption totale. Le Sénat est à 48 contre 48, il suffit de deux voix pour prendre le Sénat et alors, ce sera pleins pouvoirs pour le plan. Mais Trump ne lâche pas. Le 5 décembre, il se rend en Géorgie (Valdosta)[61], devant une foule à son écoute, pour soutenir ses deux candidats au Sénat pour l'élection du 5 janvier 2021, là où le sort des USA se joue pour équilibrer les deux Chambres. *« President Trump fights for you every single day »*, déclarait la First Lady.

Revenons sur les faits d'une élection qui n'en est pas une. Ils manipulent l'économie à leur fin.

La politique aussi.

---

61. https://www.newsmax.com/politics/rigged-election-georgia-senate/2020/12/05/id/1000209/

Ce n'est pas une élection… C'est un plan

L'État d'Arizona, qui a été attribué à Biden par *Fox News* 4 heures avant la fin du décompte, demande un audit des fameuses machines Dominion[62].

Les médias font l'élection.

La « victoire » proclamée par les médias, CNN en tête, une première qui formate la pensée. Rappelez-vous : « *The Medium is the Message* » nécessite une telle soumission pour appliquer la stratégie au niveau mondial, afin que le plan soit global. Si on analyse les communiqués de presse de Joe Biden et de la cabale, il est indiqué clairement que les masques et vaccins seront obligatoires aux USA, avec au besoin une loi martiale.

Un président « élu » par personne, car le vote des Grands Électeurs n'aura lieu que le 14 décembre, suivi par l'envoi et la validation en janvier 2021, avant la fameuse date du 21 janvier 2021.

Le dernier pays à subjuguer… les USA

Les nominés par la *task force* de Joe Biden sont les mêmes qui travaillaient pour Bill Gates. On passe de quinze jours de *lockdown* dans les interviews en mars 2020 à dix ans de confinement de l'économie en décembre 2020, avec d'abord trois mois de

---

62. Source : https://www.theepochtimes.com/arizona-legislature-calls-for-immediate-forensic-audit-of-dominion-voting-machines_3605367.html?utm_source=newsnoe&utm_medium=email&utm_campaign=breaking-2020-12-04-4
Source communiqué original :
https://twitter.com/AZSenateGOP/status/1334937419162914817/photo/1

confinement dès février 2021. Bill Gates, dans l'émission US *Meet the Press*, confirmait des *lockdowns* infinis jusqu'aux vaccins, s'ils sont efficaces. Pour Bill Gates ou Obama, ou, encore mieux, le très controversé Docteur Anthony Fauci, qui reste en place, ça aide d'avoir des brevets… s'ils sont efficaces. Mais efficaces ou pa, peu importe !

Le plan numéro de code 138 339 ! Pour créer la Révolution, ou la guerre civile, il n'y a pas mieux.

Michigan : la magouille à 138 339 votes

138 339 votes sont ajoutés à Biden après la fermeture des bureaux de vote à 2 heures du matin. Soit, c'est vraisemblable… À 6 heures du matin, les quatre autres candidats reçoivent zéro vote supplémentaire, aucun média n'en parle, la probabilité de n'avoir aucune voix supplémentaire sur les quatre candidats est juste de 1 sur 5 millions. Ils ont donc : Trump, zéro vote ; Jorgensen : zéro vote ; Hawkin : zéro vote, et Blankenship : zéro vote. Ils reçoivent zéro voix, et Biden 138 339 votes supplémentaires de 2 heures du matin à 6 heures. Comme dirait Mezo, « *tout est normal* ». Comme disait J. Staline, « *c'est celui qui compte les voix qui décide du sort de l'élection* ».

Le Docteur Shiva Ayyadurai a prouvé que le Michigan a poussé la corruption a un point inimaginable : sur 86 comtés, les votes pour Trump ont été réduits de 69 000 bulletins, qui ont été rajoutés à Biden par, là aussi, un algorithme pré-programmé[63].

---

63. Source : ttps://www.youtube.com/watch?v=Ztu5Y5obWPk

La corruption est le système mis en place. Dans le comté d'Oakland, l'un des plus grands du Michigan, on a enlevé 30 000 votes à Trump, qui était 7 % en dessus, pour les transférer à Biden

Dans un autre comté, Macomb, Trump avait + 22 %, mais l'algorithme le fait là aussi plonger. Dans le comté de Kent, c'est la même chose, la ligne est parfaite, il plonge, on enlève 22 500 votes à Trump…

Dans le comté de Wayne, quand il n'y a pas d'algorithme, + 10 %. Est-ce normal ? Est-ce que les deux parties connaissent ces techniques ? Nous ne le saurons jamais, mais une chose est sûre : les résultats ne suivent pas la loi de Benford, pour détecter les fraudes, il n'y a pas mieux.

En Pennsylvanie, Trump avait 12 points d'avance avec 64 % des bulletins dépouillés, et puis une pause, et hop ! Biden termine haut la main…

38 millions de bulletins frauduleusement volés…

38 millions de votes ont été détournés selon les trois employés de la société Dominion, logiciel utilisé lors des élections. On est loin des 0,001 %. Il y a même des évidences que la société avait des bureaux à Toronto, au Canada, avant de disparaître[64].

---

64. Sources : Powell, avocate, USA, et
https://www.rebelnews.com/dominion_voting_shares_office_with_far_left_george_soros_linked_group?utm_campaign=kb_dominion2_11_17_20&utm_medium=email&utm_source=therebel

Comme le résultat attendu n'était pas là dès 2 heures du matin, on a opté pour les camions avec des bulletins préparés pour Biden... Le bourrage des urnes devient la règle. On continue de dire que la fraude est anecdotique. Même en Californie, les procédures sont ouvertes et deux Américains ont voté plus de 8 000 fois...

50,5 % seulement pour Biden en ayant fraudé plus de 38 millions de bulletins de vote effacés...

On se croirait au Venezuela[65].

Deux hommes ont été condamnés pour fraude en Californie, Montenegro et son copain[66], pour avoir soumis 8 000 bulletins de vote falsifiés pour Biden. Au niveau fédéral, Biden aurait dû terminer avec 35 millions de voix et Trump 100 millions, soit 400 grands électeurs à 100 à peine... Il y a même 100 employés de Dominion qui ont supprimé leur compte Linkedin le 4 novembre 2020, puisque la société est passée, le 3 novembre, de 243 collaborateurs à 140, comme par magie. La plupart des développeurs sont localisés en Serbie. Perdre 50 % de ses collaborateurs le lendemain des élections... Encore étrange, le niveau de corruption[67].

---

65. https://www.theepochtimes.com/whats-happening-in-us-election-matches-what-happened-in-venezuela-expert-says_3605487.html
66. Source : https://da.lacounty.gov/media/news/pair-charged-voter-fraud
67. https://halturnerradioshow.com/index.php/en/news-page/news-nation/voting-software-company-whistleblowers-come-forward-claim-their-software-changed-38-million-votes-stole-election

Dominion a reçu 400 millions de USD d'un fonds UBS Securities détenu à 75,1 % par la Chine...

Dominion a reçu deux versements de 200 millions de USD, dont un le 8 octobre 2020, pour se financer[68]. Il est intéressant de noter qu'une entreprise, un mois avant les élections américaines, reçoit de tels moyens de UBS Securities, derrière lequel se trouvent trois fonds chinois.

Il est confirmé aussi, désormais, que la société qui fabrique le logiciel du système électoral US, Dominion Voting Systems, est liée à Soros, aux Clinton (un don existe pour la fondation Clinton de 50 000 USD) et Nanci Pelosi, mais impossible à ce stade de vérifier l'implication de cette dernière info. La justice devra le faire. L'histoire se répète, c'est la base de la crise des dettes. On détruit tout.

Mais il reste les heures d'enregistrements de caméra CCTV où l'on y voit des employés dans un bureau fermé (après que les observateurs et médias soient partis à 22 h 20) décharger des valises d'un meuble gris[69].

---

68. Source : https://www.theepochtimes.com/dominions-parent-company-arranges-400-million-placement-1-month-before-election-sec-filing_3604287.html
69. Source : SkyNews Australia et Epoch Times
https://www.theepochtimes.com/state-farm-arena-footage-shows-poll-workers-staying-behind-pulling-out-suitcases-with-ballots_3603293.html

Se débarrasser de Trump pour confiner 3 mois[70]

Le but ? Se débarrasser de Trump à tout prix pour effectuer le même plan aux USA que dans le reste du monde. L'algorithme de *Dominion* a cette fonction. Le *lockdown* dès février 2021 fera le reste. Les gens qui ont voté pour Biden vont avoir un réveil brutal, ils ont voté contre eux, contre leur famille, leur prospérité. Tous ceux qui travaillent dans l'industrie, l'hôtellerie, seront voués au chômage. Ils ont détruit partout la liberté de mouvement. Ce n'est pas un simple combat entre Démocrates et Républicains, c'est le plan. Les médias *mainstream* et la Big Tech sont ensemble, en conspiration totale contre le futur des Américains. Twitter et Facebook ont été infiltrés. Ils veulent toucher sur chaque transaction. Les limogeages de Trump sont trop tardifs, quoique… Il est un rempart.

Enfin, Boris Johnson a rencontré Bill Gates et les *Big Pharmas*[71], ils vont forcer les Anglais à se faire vacciner (comme les Canadiens avec l'armée) ; vu le taux de panique, ils sont peu à convaincre, le taux d'agrément des vaccins est de 69 % en UK ! L'Angleterre utilisera la force avec l'armée, pour les récalcitrants. Aux USA, idem. Quelqu'un a voté pour ça ?

En plein milieu de la dernière conférence de la FED du 5 novembre, une journaliste a posé la question du Grand Reset et de sa déclinaison, le *Climate Change*, à Monsieur Powell (directeur de

---

70. Source : https://www.zerohedge.com/political/biden-says-fauci-stay-will-ask-americans-wear-masks-100-days-admin
71. https://www.rt.com/uk/506443-boris-gates-pharma-vaccines-military/

la FED) : il a poliment répondu qu'ils regardent les autres banques centrales. Une autre partie du plan.

La presse ne fera aucune enquête sur les faits de la corruption

Le scénario est le suivant : se débarrasser du président US en 2022 (peu importe Trump ou Biden, c'est un détail) ; si c'est Biden, il serait remplacé par sa Vice-Présidente Kamala Harris. En ce 9 novembre, si vous demandez aux deux logiciels d'AI (Artificial Intelligence) Alexa ou Siri qui est le président des USA en 2020, la réponse est stupéfiante : Kamala Harris, avec son âge. Intéressant ; l'AI (Intelligence Artificielle) sait déjà, elle importe le futur dans le présent.

La nouvelle normalité : suppression d'élections !

Elle terminerait le mandat de celui qui démarrera le 21 janvier 2021 sans avoir besoin d'élections et serait donc « élue » pour les deux prochains mandats, ce qui aboutirait au déclin américain jusqu'en décembre 2032, et à l'avènement de la Chine comme première puissance mondiale, dès 2033 pour un cycle économique complet.

Monsieur Jones est là. Le culte[72]

La Covid-19 n'a eu aucun effet sur nous, c'est la soumission par *lockdowns* et confinements non-stop qui nous subjuguent, qui ont tout détruit. Le *lockdown,* ou le confinement, c'est pour tout

---

72. https://www.bitchute.com/video/mcm8Sc8f66o/ et http://wrongaboutlockdown.com

désormais, et pas seulement la Covid : pour le *Climate Change*, pour le *New Green Order*, pour TOUT. Le monde n'est pas seulement incertain, il est une place de jeux où les gouvernements sont des pions, quand ils ne sont pas à la manœuvre volontairement, ou involontairement. On demandera à Trump de donner ses pouvoirs avant le 21 janvier 2021, à moins que la vérité sur ces élections ne soit révélée, ce qui est probable vu le niveau de corruption. Les gens sont ignorants et les médias entretiennent cet état de fait. Le réveil sera terrible. Les mots que vous devez enlever de votre vocabulaire ? Chanter, danser, célébrer, partager.

On éteint la lumière ? Quand ?

Le plan prévoit de nommer Hillary Clinton d'ici peu à l'ONU, ou comme Secrétaire d'État pour vendre les USA en pièces, une vraie pièce de théâtre, orchestrée d'une main de maître.

Tedros, directeur de l'OMS, a même commenté le 16 novembre sur Twitter que « *les restrictions seront les mêmes après le vaccin. Il faudra continuer la surveillance, le traçage, la quarantaine* ». Sacré programme. C'est du management social. L'armée US prévoit que la distanciation sociale ET le masque deviennent permanents[73].

De nouvelles menaces sont là. Selon les déclarations du général anglais Nick Carter à Sky News, se font jour aussi bien en UK que

---

73. Source :
https://www.zerohedge.com/geopolitical/head-who-suggests-covid-restrictions-will-continue-even-after-vaccine

dans le monde, la guerre civile et la 3ᵉ guerre mondiale. **Il ne croit pas si bien dire.**

En prospective, on va assister à la dissolution des États-nations que sont le Canada et les USA. Guerre aux USA entre le Sud et tout le Midwest contre l'Ouest, et le Canada entre Est et Ouest, avec un départ de l'Alberta… C'est écrit.

30.
BLACK-OUT SUR L'EUROPE :
L'IMPLOSION PAR MANQUE D'OXYGÈNE ?

L'Europe sous perfusion des dettes perpétuelles

L'Europe est en réanimation, elle est sous respirateur : elle se fait vieille à plus de 60 ans, et elle a des comorbidités : une économie à 0 % de croissance et aucun plan de relance. Avec un manque d'oxygène et de dynamisme, même des électrochocs de dettes n'ont créé que des dettes infinies qu'il faut racheter, cacher… Ses chances de survie sont minces, on avait voulu amputer l'un de ses membres, en l'asphyxiant, le Royaume-Uni, le médecin en chef a refusé : en intubant, on est sûr de garder l'Angleterre entre 3 et 6 semaines. Il n'y a pas de docteur Raoult pour soigner l'Europe. Empiriquement, pour soigner cette vieille dame, en analysant chaque jour les datas, il lui suffirait d'un peu de considération, de vibrations et d'énergies, mais reconnaître qu'on s'est trompé, alors elle va revêtir sa veste minée pour vous faire exploser, puis elle implosera tranquillement en 2024. Il suffirait de repartir d'une page blanche pour sauver l'Europe. Mais le pouvoir annihile la vieille dame par manque de sagesse.

Le système global est délibérément sacrifié par des confinements infinis pour tuer l'économie nationale et les petites et moyennes entreprises (le bas de la pyramide). Dans chaque pays, c'est le même scénario : on préserve les grands (les sociétés cotées) et on tue le reste pour un nouveau départ, le Grand Reset, sauf que la voiture diesel aura vraiment calé et qu'elle ne repartira jamais, parce que même si elle repart, elle sera interdite, il n'y aura que des pistes cyclables pour circuler, elle sera remplacée par une voiture électrique sans chauffeur... On n'a plus besoin de vous après le réveil. C'est ça, le communisme 4.0 : sur Netflix confiné. Essayez encore d'écouter le chant des oiseaux. Vous ne servez plus à rien. Au pire, regardez « Songbird » en 2021, si vous avez encore un doute.

En France, on va prolonger le confinement à l'infini (par peur d'une révolution) sur l'excuse des 5 000 lits de réa, en arrêtant toute la vie. Sans triage. Normalement, c'est la réalité de la réanimation. 24 000 infirmiers manquent en France, la crise est là, dans le système, pas dans votre cellule infectée par un virus. On a réduit définitivement la politique sanitaire des pays à l'engorgement de l'hôpital. « On ne va quand même pas avoir l'État qui va nationaliser la totalité de l'économie », disait un expert sur *BFM Business*, le 15 novembre dernier.

Le PIB entre - 10 % et - 30 % : regardez, le Titanic Europe est devant vous... votre confiance est perdue. 10 milliards en moins pour l'État – si on confine – par mois, c'est une blague à 100 milliards jusqu'au 31 mai 2021 par pays en Europe. Le socialisme se meurt, on ne peut plus payer, on emprunte sans rien repayer en retour. On n'a jamais voulu le faire.

En Grèce, il est interdit de sortir de chez soi sans autorisation par SMS du gouvernement.

Au Portugal, il est interdit de passer d'une région à l'autre, comme en Espagne désormais.

En Italie, il manque des médecins formés, rien que 2 000 pour les réanimations, il n'y a que 5 000 lits de réanimations en Italie. L'Italie n'investit que 8 % de son PIB pour la Santé.

En Allemagne, il est interdit de réserver une chambre d'hôtel désormais, même pour une nuit. Nous sommes en 2020 en Absurdie.

La crise des dettes souveraines pousse au Reset

Recréer un monde à partir de zéro, c'est le plan. Comment manager une dette qu'on veut ne jamais rembourser ?

L'Allemagne veut asphyxier le tourisme hivernal : on ferme toutes les stations de ski en Europe jusqu'à mi-janvier 2021, afin d'asseoir son autorité sur l'Autriche.

On ferme les stations de ski en Allemagne, Autriche et France pour anéantir le tourisme jusqu'au 20 janvier 2021, voire certainement fin mai 2021, pour s'aligner sur le lockdown à venir aux USA. En attendant la nomination de Joe Biden le 21 janvier 2021, l'Allemagne fait un lobbying considérable pour interdire le ski jusqu'au minimum au lundi 11 janvier 2021 dans toute l'Europe. On se préoccupe de votre santé ? Non. Le but est annihiler le système. *« Les résultats sont meilleurs, mais l'épidémie n'est pas derrière nous »*, déclarait un responsable politique. Le tourisme doit mourir, les indépendants aussi. Vos vacances sont un facteur de risque. Les résultats sont meilleurs, mais l'épidémie n'est pas derrière nous. Tout est fait pour déstabiliser.

« Les bars et les restaurants resteront ouverts, mais les stations seront fermées. ». Lapsus révélateur d'un politicien avant de se reprendre… On n'est plus à une incohérence près, surtout que les bars et restaurants resteront fermés jusqu'au 20 janvier en France. Joe Biden les rouvrira-t-il le 21 janvier ? Non, jamais. *« On sait qu'on en a encore pour plusieurs mois avec cette affaire de Coronavirus »*, déclarait le 26 novembre le Premier ministre en France. Une projection intéressante, la 3e vague virtuelle est prête à terrasser ceux qui ont résisté aux deux premières.

Le résultat ? Les conséquences arrivent… Une guerre civile durant l'été 2021, et en 2022, ils veulent forcer l'agenda. Ils sont agressifs.

Avec 50 % de chômeurs dès 2021, et 70 % dès 2022, c'est l'agenda discuté en Europe, écrit, et donc vous aurez, dans une telle situation de désespoir, beaucoup de gens prêts à recevoir le revenu minimum universel, et à se voir imposer, par autoritarisme, une vision d'un monde régulé, de leurs sorties à leurs contacts (15 personnes max, 10 en Suisse, et maintenant, 2 en Angleterre).

En octobre 2020, lors de manifestations dans la ville de Florence, en Italie, les cris des manifestants étaient clairs : *« On veut travailler, on a faim »*. On est très loin des soi-disant démonstrations d'extrême droite ou d'extrême gauche. Ceci illustre ce qui attend l'Europe en 2024, son implosion totale. Il faudra tout recommencer, mais ça se fera sans vous, la confiance est rompue. Mais sur quel modèle ? Que nous propose-t-on ?

31.
BLACK-OUT EN SUISSE

Le semi-confinement en Suisse… pour une semi-crise avant la panique en 2021

En Suisse, on compte 427 personnes positives par jour (pour 8,3 millions d'habitants), qui sont transformées en cas, soit environ 20 morts sur 1 300 morts par mois (moyenne sur les 5 dernières années). En effet, chaque mois depuis 5 ans, il y a 1 300 morts en Suisse par mois. À noter que depuis 2020, le nombre mensuel de morts est plutôt de 1 100 au lieu de 1 300, soit un déficit de 20 % à 30 %. Ceux qui vont faire faillite, ce sont les pompes funèbres…

Le Petit Reset pour la Petite Suisse

On fait imploser le système de santé, volontairement ou involontairement, le système social avec ce virus. Le système hospitalier se meurt. Il y a un tassement du nombre d'infections, mais on ferme ! « *On ne peut pas se permettre d'avoir les seuls bistrots de Suisse romande ouverts.* » Pourquoi pas ? C'est la stratégie d'un élu. On copie, on duplique. À l'hôpital, ceux qui sont éjectés ne sont plus observés : « *On nous a demandé de raccourcir les périodes d'opérations* », déclarait une clinique privée vaudoise en Suisse romande. On informe les patients qu'il faudra sortir en 24 heures, et puis 72 heures après, le patient est toujours là, car il y a de la place, les lits sont vides.

On veut juste faire du volume, car les hôpitaux souffrent de devoir retarder leurs opérations dans toute la Suisse, l'État veut tout diriger. En Suisse centrale, c'est la même chose : on oblige les hôpitaux à reporter leurs opérations, alors que l'État ne rembourse pas la perte et le manque de chiffre d'affaires. Les hôpitaux de Suisse centrale refusent, via leur association faîtière. Pendant que Genève ferme ses restaurants, Zurich fait la fête. La Suisse est l'expérimentation. Et ils ne vont pas se confiner eux-mêmes : l'OMS, GAVI, l'ONU, le WEF, la BMI, ils sont tous là. Mais en Suisse, on paye au docteur vraisemblablement les certificats de morts de la Covid-19 à 5 000 CHF – la pièce, comme le relève ce site, où l'information est en cours de vérification[74].

Prenons un canton pour y voir clair. Le mercredi 9 décembre 2020, selon les données du journal suisse le Nouvelliste[75], 121 patients Covid sont hospitalisés sur 355 000 habitants en Valais, soit

---

74. Source :
https://www.armstrongeconomics.com/international-news/disease/as-covid-19-expands-death-rate-declines-greatest-fraud-in-history/
75. Source : https://www.lenouvelliste.ch/dossiers/coronavirus/articles/coronavirus-la-deuxieme-vague-frappe-le-haut-valais-1017218

0,034 % du nombre d'habitants du canton ! Aux soins intensifs, la situation est de 19 patients positifs au coronavirus, soit 0,004 % de la population valaisanne !

Le nombre de malades intubés reste stable est à 16, soit 0,004 % de la population valaisanne.

544 décès Covid depuis mars sur 355 000 habitants, soit 0,15 % de morts sur 10 mois pour le Valais.

Peu importe, on ferme tout, tout ce qui fait la civilisation, des restaurants aux théâtres, tout ce qui est petit doit mourir. Les études prouvent que ce ne sont pas des clusters. Peu importe.

Mesdames et Messieurs, la situation est grave ! Vraiment ?

Aucun travail n'est fait, aucun plan à long terme, l'autoritarisme est là pour durer 7 ans, il est là. On ferme donc en masse. Tout. Toutes vos églises. Plus surprenant, on a fermé en priorité l'ensemble des observatoires de la planète. Étrange, ce confinement de l'espace. Il n'y a pas d'empathie, pas de nuances, on génère juste de l'incohérence. La santé, ce n'est pas un seul virus, c'est d'être capable de travailler, de se mouvoir, de soigner les autres malades, les 90 % qui meurent d'autres maladies. Il serait temps de demander des comptes.

C'est écrit : 25 199 personnes hospitalisées, soit 0,037 % de la population au 9 décembre 2020 en France. Ce sont les chiffres officiels non communiqués.

La Suisse dirigée par le plan, le Conseil Fédéral impose… 5 personnes max et dès 19 heures un couvre-feu ?

La Suisse s'est réveillée mardi 8 décembre dans des désaccords profonds, on impose 5 personnes et la fermeture à 19 heures, on consulte en 24 heures les cantons[76], le système suisse implose. Les ordres viennent d'où ?

On ouvre les restaurants pour 48 heures, du jeudi 10 au samedi 12 décembre. Les mesures brutales annoncées le 28 octobre étaient déjà prêtes. L'incohérence infinie… basée sur des datas.

Les restaurants sont perdus, comme en France, on détruit tout. Le cycle de panique arrive dès 2021.

La Suisse a plus de cas parce qu'elle amplifie, elle teste plus ! On vous parle d'index de reproduction (R0) qui lui, vit sa vie, avec ou sans confinement.

Comme tout le monde, le mercredi 20 janvier 2021, la démocratie directe flirte avec la dictature… On s'aligne avec les autres pays et autres plans, on ferme tout jusqu'au 20 janvier 2021, comme en France, Allemagne, etc. La Suisse risque de profondes divisions, 729 ans de fédéralisme… Le Conseil Fédéral joue avec les cantons. Le fédéralisme à la carte ne tiendra pas…

Bientôt, vous allez devoir demander une autorisation pour vous réunir à 10.

---

76. Source : https://www.20min.ch/fr/story/six-cantons-regrettent-des-dispositions-trop-restrictives-384456959508

Monsieur 21 janvier 2021 : Biden ou Trump ?

Joe Biden pourra prendre la relève en imposant 100 jours de confinement et de masques obligatoires dès le… 21 janvier 2021, quel hasard ? Trois mois de confinement avec un *Executive Order* (le même refusé à Trump), et l'Europe emboîtera le pas jusqu'au 31 mai 2021. Si Trump passe, le plan sera stoppé net.

L'économie est sacrifiée.

Les fitness coulent… on ferme

En France, ils ne rouvriront pas avant 2021.

Au fitness, en Suisse, on ne peut pas donner de cours, on a du mal à respirer. Transpirer dans un masque, c'est comme respirer de l'eau dans les poumons. Qui met de tels protocoles en place ? « *J'arrive pas à respirer* », déclarait un instructeur de fitness, dès 12 minutes. « *J'ai plein de flotte dans le masque* », une impression d'étouffer, d'être noyé. Voilà ce qu'on veut : une société noyée dans son destin, et puis on vous referme.

Aux USA, les policiers intimident les directeurs de salle.

Et pendant ce temps-là, on visite des hôpitaux en Suisse, avec des mannequins dans des lits, soi-disant pour s'exercer aux techniques de soin, en pleine saturation des hôpitaux ?[77] On essaye de vous manipuler ou s'agit-il simplement une erreur de légendes ?

---

77. Source : https://www.lenouvelliste.ch/dossiers/coronavirus/articles/des-mannequins-poses-dans-des-lits-lors-de-la-visite-d-alain-berset-a-neuchatel-font-reagir-les-lecteurs-1020480

L'incertitude... le management par le 21...

La fermeture des restaurants – en Suisse aussi – ordonnée jusqu'au 22 janvier 2021 occasionnera un dommage économique de 2,5 milliards de francs suisses par mois. On est dans les dates du 20, 21 et 22 janvier. Seuls quelques cantons romands – Valais, Vaud, Fribourg et Genève – arrivent à être ouverts avant Noël... mais on ne leur permettra pas de rester ouverts jusqu'au 22 janvier 2021. Une nouvelle phase sera alors entreprise dès le 21 janvier, celle du confinement, du reconfinement, de l'autoconfinement des personnes saines...

31.
LES DOCTEURS RÉDUITS AU SILENCE...

Les gens de terrain, les médecins, parlent ; on ne les écoute pas[78]. Vu que tout a été interdit (ventes en libre-service, à tour de rôle, de l'hydroxychloroquine et du zinc), les médecins ont senti que quelque chose ne tournait pas rond entre l'hystérie générale des médias et la réalité au bloc et dans les hôpitaux, certes tendus en période de crise, mais plus par manque de moyens, de lits, de planification, de stratégies que de compétences. On parle de 3 lits sur 5 départements en réanimation en France par exemple, soit à peine 9 000 lits pour 68 millions d'habitants.

« *La vraie bataille n'est pas le virus, c'est la bataille des esprits* », disait le docteur Rashid Buttar en Angleterre lors d'une interview à Londres, avant que sa chaîne YouTube soit supprimée. Londres, ville

---

78. https://www.armstrongeconomics.com/international-news/disease/covid-medical-testimony-before-congress/

fantôme désormais de 9 millions d'habitants. Il a tellement raison et ça continue... partout.

L'ignorance peut se soigner, c'est le but de ce livre. « *La stupidité n'est pas soignable, c'est un choix* », renchérit-il.

Le plan de K. Schwab : la 4ᵉ révolution = le Communisme 4.0 ?

Ne laissons pas passer une bonne crise « financière », appelons-la « sanitaire » et recommençons l'économie à zéro, ou, comme ils l'appellent désormais publiquement « le Grand Reset ». Ce plan est même dans la presse, après qu'il a été publié sur Twitter, avec des prédictions pour 2030 réalisées par Monsieur Schwab. Ils ont créé un monde en mode négatif (taux d'intérêt) avec la crise financière qu'ils ont créée depuis 2008, impossible de manager ou de stimuler l'économie, les banques centrales sont en faillite. Alors, la solution : un grand gouvernement s'occupera de tout, abolition de la propriété privée, le gouvernement sera mondial et agira à l'échelle mondiale. L'auteur affirme même dans son dernier livre[79] que le Coronavirus chinois n'est rien d'autre qu'un prétexte pratique. Un prétexte pour tout recommencer à zéro.

---

79. Source : https://fr.weforum.org/agenda/2020/09/covid-19-la-grande-reinitialisation/

32.
COMMUNISME 4.0 :
LE MUR VIRTUEL ARRIVE

Alors, K. Schwab (WEF), depuis sa maison de Cologny, au bord du lac Léman, à Genève, en Suisse, a poussé plus loin : il a mis des vidéos explicatives du modèle de société qu'il envisag sur son site wef.org, où on voit un drone qui vous livre, car vous ne sortez plus de chez vous. Ah sorry ! Il n'y a plus de chez vous, puisque vous ne posséderez plus rien demain, mais vous serez contents. On nationalisera tout ce qui ne survivra pas. Un délire ? Non, un plan. Le monde en 2030 avec huit éléments prévus, c'est écrit, et c'est en images en plus. Prendre toutes les richesses.

Une fois les PME, PMI, commerçants et artisans tous détruits, on les condamnera avec un processus de fermeture en 3 phases : mars 2020, octobre 2020 et la dernière pour crasher l'économie et les derniers résistants au printemps 2021. Un politicien attendra toujours que l'avion s'écrase et s'embrase pour venir vous aider ; ce n'est pas quand l'avion perd de l'altitude qu'on intervient, on ne se fait pas élire ainsi. Par contre, quand l'avion est en feu, crashé, avec 50 % de chômeurs – on est déjà à 70 % en Afrique du Sud... Une entreprise ne pourra se relever, et pendant que les gens seront en confinement, on en profitera pour annuler l'euro sous forme papier, le cash est devenu dangereux, subitement, il transmet les virus et bactéries alors que les pièces et les billets ont toujours existé et que nous vivons depuis des milliers d'années avec virus et bactéries. Mais ils étaient vrais, naturels, et non synthétiques.

33.
CRISE MONÉTAIRE :
L'EXCUSE COVID, MERCI WUHAN !

Le plan : se servir de la Covid et remplacer l'euro – en un week-end, celui des samedi 2 et dimanche 3 janvier s'y prête parfaitement – en un euro digital si propre, si traçable, si sûr, tout ceci pour votre traçabilité, pardon, votre sécurité, pour éviter le *bank run.*

On supprime le cash. L'euro digital débarque…

La crise monétaire qui enfle depuis le samedi 18 janvier 2020 n'a rien à voir avec un virus, elle était là avant, c'est la crise des dettes souveraines alimentées par des banques centrales incapables de remettre en cause les modèles keynésiens, et aucune banque centrale ni aucun gouvernement n'est à même de repartir d'une page blanche. Non, on a continué à créer de la dette en 2014, à s'acharner, à acheter de la dette et des obligations que personne ne veut, et pour continuer ce système avec les mêmes élites, tout est noyé dans la dette perpétuelle.

La BCE est en faillite. Comment cacher cette réalité ? Il faut tout détruire pour que les trillions de dettes n'apparaissent pas au grand jour, pour effectuer le plus grand hold-up de l'histoire de l'humanité : saisir vos libertés. Saisir vos biens. Merci le virus ! Il a bon dos. La dette au 31 décembre 2020 sera de 280 trillions de USD dans le monde. La seule possibilité est de ne pas la payer (ils n'en ont jamais eu l'intention) et d'effectuer le Grand Reset, comme ils l'écrivent partout. « *C'est une opportunité* », renchérit Klaus Schwab, initiateur de la pièce de théâtre.

On supprime toutes les dettes ?

Cette crise est une crise monétaire, de confiance dans le système monétaire qui a été poussé à la rupture en émettant des dettes que personne ne veut racheter, et les banques centrales, en ayant introduit des taux négatifs dans les années 2000, ont ruiné votre épargne (BCE - 0.40 % ; Suisse et Danemark - 0,75 %)... Ils sont incapables de relancer la machine avec les fameux 2 % d'inflation ou les 3 % de déficit max. Ils se sont fourvoyés et ils ne le reconnaissent pas, ils ne le reconnaîtront jamais. Les obligations ne rapportent rien, et il faut rappeler que déjà plus de 8 000 dettes souveraines d'États ont fait faillite dans l'histoire de l'humanité des 5 000 dernières années – exactement 8 567 faillites de dettes souveraines.

Le Grand Reset, crime contre l'Humanité ?

Ces gouvernements sont piégés depuis la crise financière de 2008, et en 2014, on a poursuivi dans l'erreur en Absurdie. L'Europe s'enfonce un peu plus dans son propre piège en créant des dettes qui finissent par arriver à maturité, car si les banques centrales (BCE, BOJ, FED, BNS…) augmentent les taux d'intérêt, alors tout explosera : ce sera la fin de la BCE, et de l'Allemagne, et de l'Europe. Ils ne peuvent se permettre que ça sorte. Ce ne sont plus simplement les intérêts de la dette, mais les dettes qui explosent et qui font imploser l'Europe. C'est leur incompétence mise au grand jour, et donc leur propre bilan. Inacceptable pour un politicien, pour une élite, pour une banque centrale d'avouer son erreur sur une décennie.

Une seule possibilité s'offre à eux : le Grand Reset, avec la Tech, si possible en détruisant tout sous le couvert d'une économie verte, toute l'industrie et les industries gaz et pétroles à la poubelle. On rajoute une couche de CO_2 (pour rappel, il faut un maximum de CO_2 pour faire pousser les arbres !). Petit détail : il est prévu d'augmenter les impôts de 400 % dès 2021 dans bon nombre de pays, les caisses sont vides ! Autre détail : la suppression de la dette, c'est la suppression des banques. La Suisse est prévenue. Les banques de demain sont dans la Silicon Valley. C'est une perte d'argent que de confiner, une perte de revenu des taxes.

Et maintenant, ils essayent d'implanter la même stratégie aux USA ; il restera encore la Chine et la Russie à subjuguer. Mais Trump contredit les plans, il a encore signé un *Executive Order* le 1er novembre pour empêcher le démantèlement du *fracking* (technique d'extraction du pétrole dans la roche) aux USA, soit deux jours avant les élections, élections des plus corrompues.

Il a aussi fait un tweet le 1er novembre 2020 pour expliquer qu'il ne ferait aucun *lockdown* au niveau fédéral. Il les effraie. Ils s'en débarrasseront en 2022 ; s'il arrive à se maintenir en 2020, il faudra prouver la plus grande fraude et corruption de l'histoire politique. Malgré la fraude la plus massive des élections US et une corruption sans précédent, la marge de manœuvre est réduite : s'ils annexent la plus grande puissance économique, le futur sera difficilement lumineux. L'un incarne la liberté, l'autre le confinement. Faites vos jeux ! C'est un coup d'État sur VOTRE liberté.

Devenir autoritaire même après l'épidémie

Si le plan se déroule comme prévu, c'est la continuité des confinements après l'anéantissement total de l'économie ; il fallait une excuse, et le Corona était le plan parfait en jouant sur la psyché humaine de la peur. La peur vous enferme, vous perdez tout repère, vu que la crise est monétaire, on fait diversion. Il faut vous garder au chaud.

Le Corona n'est qu'une étape. Votre revenu minimum sera votre seule survie, il sera mondial, global, mais l'asservissement sera aussi le revers de la médaille, il sera complet, avec l'argent pour commencer. D'abord, on annule tout.

Le Brexit avant le Brexit : instaurer la panique. On annule Noël en UK

Rien de nouveau : le virus ARN mute, plus il est contagieux, moins il est mortel... Londres et l'Angleterre continuent à implémenter leur niveau 4 ; les frontières se ferment avec l'Angleterre. On veut l'isoler. Elle compte 30 000 cas par jour et 326 décès le 20 décembre dernier. Alors on vous fait peur avec 70 % de plus de contagions. L'Europe veut-elle faire payer à l'Angleterre un Brexit qu'elle n'accepte toujours pas. La France ferme ses frontières pour 48 heures. Une douzaine de pays au total, la Hollande qui ferme jusqu'au 1er janvier 2021 ses frontières aériennes avec UK, l'Italie jusqu'au 6 janvier 2021. Bref, on repart en plein délire pour faire peur[80]. Le 24 novembre, on avait promis aux Anglais un relâchement ; le lundi 16 novembre, on ne voulait pas annuler Noël, puis on a tout annulé le samedi 19 décembre. La gestion par l'incohérence pour vous rendre fou. Ils ont acheté leur dinde, ils la congèleront pour l'an prochain. Matt Hancock, le « monsieur santé » de l'Angleterre, a déclaré sur Sky News, dans l'émission Ridge, que *« les écoles seront fermées plusieurs semaines et les gens sont irresponsables de vouloir quitter Londres en masse »*. Vous êtes irresponsables, sachez-le.

---

80. Source Daily Mail : https://www.dailymail.co.uk/news/article-9072287/Netherlands-bans-flights-UK-January-1-discovery-mutant-Super-Covid-strain.html

34.
L'EURO DIGITAL DÈS 2021 :
L'AUTRE ACTE DE LA PIÈCE DE THÉÂTRE

Pour éviter un tel scénario de banqueroutes totales, le plan consiste à mettre les gens chez eux, pour éviter des manifestations (guerre civile, *bank run*) et une panique sur les banques, et dans la rue, de créer pendant ce temps-là un euro digital dès le lundi 4 janvier 2021 en profitant du *lockdown*, des fêtes et du week-end des samedi 2 et dimanche 3 janvier 2021, pour éviter un *bank run*, et pendant ce temps, on change le système, on fait imploser le tout par ce qu'on appelle un « Grand Reset », un grand redémarrage, le GG, le Grand Green. Le Bullshit intégral, en fait.

Avec 50 % de chômeurs en Europe dès 2021, puis 70 % très rapidement, 20 % en Suisse, les manifestations et mouvements de contestation s'amplifieront partout pour aboutir à une guerre civile dans toute l'Europe et la séparation de régions entières du pouvoir central. C'est écrit.

Barcelone quittant l'Espagne au plus tard en 2025, Marseille s'émancipant de Paris, l'Alberta se séparant du Canada dans une guerre civile entre l'Est et l'Ouest… mais on invoquera encore le Corona, qui ne faisait partie que du plan, l'ultime excuse rabâchée à souhait sur les plateaux télé. Y avait-il un monde avant le Corona ? On vous imposera tout, de la reconnaissance faciale aux restrictions, sous prétexte de lutte contre le virus ou, à défaut, contre la terreur, alors que c'est une lutte contre votre liberté.

Ce que les gouvernements n'ont pas compris, ou ont intégré à minima, c'est qu'il suffit uniquement de 40 % de gens (r)éveillés pour renverser un gouvernement, même pas la moitié dès que la police ou l'armée aura compris et *switché* (comme à Naples en octobre 2020). La révolution sera installée et un nouveau leader pourra sauver le continent européen… Merci Henry dès 2025 !

Les gouvernements seront renversés, le peuple ne sera pas prêt à sacrifier le futur de plusieurs générations. Enlevez les masques. En France, il y a 224 ans, en 1789, la Révolution a eu lieu. En 2013, c'était la fin du système politique droite-gauche, ce cycle va se terminer par l'implosion, c'est en marche. Quelqu'un l'a proclamé.

On annule les élections d'août 2021 en Allemagne, et celles de 2022 au Canada et en France ?

Notons que les gouvernements, en Europe et dans le monde, vont annuler les élections nationales dès 2021/2022 sous prétexte de sécurité, d'ordre et d'autoritarisme.

L'Allemagne en 2021, suivie par les élections en France et au Canada en 2022.

Dès 2022, si Joe Biden est confirmé le 21 janvier 2021, il ne terminera pas son mandat (empoisonnement, meurtre, mort accidentelle), c'est sa vice-présidente Kamala Harris qui prendra la relève. Plus aucune élection n'aura lieu de 2022 à 2032 dans la plupart des pays, ou on gardera des élections communales pour la forme, pour la pièce de théâtre.

Pourquoi ?

La démocratie, pour eux, doit avoir une fin. Macron a indiqué que vu les décisions difficiles qu'il va devoir prendre, il ne pourra se représenter en 2022. Ils veulent effacer nos droits, et nous empêcher de voter. C'est ce qu'ils appellent « inclusion et égalité » pour redessiner l'économie mondiale. Pour ça, il faut abandonner vos droits, mais ils prendront soin de vous.

35.
COMMUNISME 4.0 OU MARXISME 4.0 AU CHOIX : POUR MOI, POUR TOI

Cette coalition veut redessiner le monde sans vous

La vision marxiste de l'ensemble des psychopathes est de détruire le capitalisme avec d'autres buts que la protection de votre santé ; il faut faire imploser l'économie pour re-starter le tout… Les caisses sont vides. Par un communisme 4.0 amplifié, tout, comme le test, est tellement gros que personne n'y croit aujourd'hui.

Le but est d'annuler les dettes des États, et la vôtre peut-être, par subversion et soumission, donc on peut payer les gens pour qu'ils abandonnent leur entreprise et les asservir totalement. C'est en cours, votre PME est sur la liste. En contrepartie, on vous demandera le contrôle total de vos biens. Deux priorités pour commencer : vous faire vacciner et stériliser par une puce de nanoparticules selon les brevets déposés par la fondation Bill &

Melinda Gates, et ne plus sortir de chez vous (comme le fait le gouvernement grec depuis le 1er novembre 2020). C'est un fait. C'est dans le décret grec.

Les brevets sont comme les noms de domaines sur le web : quand vous déposez des brevets et des noms de domaines, c'est pour préparer la suite, vous avez un agenda en tête, une stratégie bien définie. L'Angleterre sera le premier pays à suivre, avec paiements infinis pour fermer vos entreprises, gel des hypothèques pour 6 mois et votre vie séquestrée ; on vous interdit déjà de rencontrer des gens hors de votre famille, de nouer de nouvelles relations. Merci BOJO (Boris Johnson) !

Klaus Schwab ou Karl Marx, quelle différence ? Aucune

« La 4e révolution » : tout est dans le titre de son livre.

Le directeur du WEF (la messe des gouvernants en janvier de chaque année à Davos) est Klaus Schwab qui, lui, promulgue une révolution, la 4e. Il ne s'en cache pas, il l'a écrit dans un livre pour les décideurs publié en 2016, déjà. Elle ne sera pas numérique ni faite par des robots, comme il en rêve, mais dans la rue. C'est la société qui a créé les trois premières, pas un individu. Schwab est un personnage inquiétant, de par ses plans, ses propos théoriques : « *La pandémie est une opportunité rare pour réimaginer et redémarrer notre monde de zéro* ». Les mots sont forts. Pendant que la société est débordée, on officie derrière les coulisses pour

implémenter, il délivre *21 trends « deep shifts »* de changements abrupts et brutaux.

1848, 1917 et 2020 : idem

Ses dernières vidéos sur le site du WEF (www.wef.org) en attestent. Vouloir supprimer 300 millions d'emplois ne l'effraie absolument pas. La direction du WEF ne bronche pas. D'origine allemande, à ses débuts, il était même enseignant à l'université de Genève, pendant presque 20 ans. Il n'a jamais travaillé dans le domaine privé ou dans une entreprise, par contre, il a enseigné l'économie pendant des décennies sur des modèles théoriques.

Dans son ouvrage, « La 4e révolution », où il décrit comment un monde dirigé par l'AI (Artificial Intelligence) sera, il donne quelques scénarios. Qui dirigera le monde, vous ou eux ?

2030, c'est aujourd'hui, pourquoi ?

« On ne possédera rien, mais on sera heureux » avec un revenu minimum, en regardant Netflix… Schwab aussi a créé une vidéo hallucinante qui explique le tout… Dans son livre, dont j'ai eu une version en 2016 – dédicacée même –, j'avais eu du mal à comprendre les tenants et aboutissants tant le livre est déconnecté du web dans lequel j'ai officié plus de 25 ans…

Vous allez me dire : quelles sont les sources ? Le caractère autoritaire apparaît à la page 121 de son livre. Il est très clair : l'implant de téléphones et de puces est pour lui souhaitable, est le top, une des priorités avec une acceptation de 84 % en 2025 de la population.

Ce livre a été distribué à chaque CEO en janvier 2016, lors du WEF à Davos, en Suisse. Georges Orwell se retournerait dans sa tombe : son livre prophétique « 1984 » est devenu si réel !

Cette année, le WEF n'aura pas lieu en janvier, le plan est d'attendre l'écroulement des économies en mai 2021, donc ce sera en mai, en exil à Singapour, loin de l'Europe qui implose.

« Building Back Better » : le Bullshit intégral répété en boucle

Build Back Better est une parfaite synchronisation des discours dans le monde entier ; merci l'agence Edelman à New York, qui écrit les textes des dirigeants du monde entier, de la France avec Macron[81] à Merkel[82] en Allemagne, de Trudeau[83] (Canada) au président du Nigeria[84], au FMI, à l'OCDE, etc. On délire ! Écoutez-les, ils sont encore sur YouTube : c'est le même discours…

La cerise sur le gâteau est que le WEF se félicite de cette orchestration et collaboration avec l'agence Edelman à New York, qui a créé le plan de communication du Building Back Better, sur son site web[85].

---

81. Source discours de Macron :
https://www.youtube.com/watch?v=Xkmbg899KoM
82. Source discours de Merkel :
https://www.youtube.com/watch?v=5xJuV66qvnM&t=4s
83. Source discours de Trudeau :
https://www.youtube.com/watch?v=xTBjn0XVauM&t=1s
84. Source discours du Nigeria :
https://www.youtube.com/watch?v=cVI8bVf_37M&feature=youtu.be

L'agence Edelman est également derrière Linkedin. Sanofi, AstraZeneca. Des sociétés dans la pharma et des sociétés de la Tech, une situation encore plus pratique. La société est très proactive pour faire passer ses messages[86].

Les trois B au service d'un nouvel ordre mondial

Le même slogan partout (UK, USA, Canada, OCDE, Pakistan…). Tout est écrit, rien n'est caché. Le plan est écrit, du Prince Charles, dans son intervention du 10 novembre 2020 – « *Le plan est validé désormais par le Prince Charles* »[87] – à Klaus Schwab et au Premier ministre canadien Trudeau, tout ceci tient en 2 ou 3 lignes (slogan) et avec des textes calibrés aux mots-clés.

The FUTURE WE WANT est la suite de la littérature du WEF après le *Building Back Better* de la campagne US… Au Canada, à Toronto, *lockdown* tout le mois de décembre, depuis le 26 novembre…

---

85. Source :
https://www.weforum.org/organizations/edelman#:~:text=Edelman%20is%20a%20leading%20global,protect%20their%20brands%20and%20reputations
86. Source : https://www.edelman.com/covid-19
87. https://www.scotsman.com/news/uk-news/stalling-population-growth-vital-earths-future-says-prince-1716675

The FUTURE WE WANT, c'est la liberté dans le respect des faits et de l'être humain. Mais c'est une vraie pièce de théâtre. Il ne manque que les morts par millions. Qui conspire contre qui ?[88]

Leur but est de réduire la population mondiale en crashant l'économie mondiale avec 280 trillions de USD de dettes au 31 décembre 2020.

Dès 2022, le passeport santé sera obligatoire dans toute l'Europe, il est prévu au premier trimestre 2022 au plus tard. C'est vraiment ce futur que vous voulez ?

La mort des PME, la mort des petits

Détruire les PME et l'ensemble des commerçants et artisans est juste inacceptable, les gouvernements sont parfaitement synchronisés. Le plan. L'agenda. Et on utilise de fausses injonctions contradictoires, perçues ainsi par les journalistes qui sont en fait des approximations successives beaucoup plus subtiles… Puis, il suffit d'appliquer quelques techniques de psychologie et de contrôle de masse. Le *shaping* (pour installer le comportement désiré progressivement), puis le *chaining* (des comportements qui s'appellent successivement les uns les autres) : une fois installé, le comportement est entièrement automatique, comme le port du masque, par exemple.

---

88. Source :
https://www.thesun.co.uk/news/13257235/bizarre-new-covid-conspiracy-theory/

« J'ai l'impression d'avoir toujours porté le masque », disent les jeunes désormais après trois mois… Avoir 18 ans en 2020, c'est un challenge, il va falloir élever votre énergie et vos vibrations.

Revenons à nos morts qui tombent dans les rues… ce qui sert le plan. Où sont-ils ?

Combien de gens meurent ?

12 000 morts en EPADH en France, lors de la 1re vague, sur 30 000 décès au total. On se croirait en période de grande grippe ou de canicule comme en 2003… Il y a 15 000 suicides en France chaque année, des gens au chômage, selon l'INSERM, sans compter les autres suicides, le total asséné à 30 000, tout le monde s'en fout, on n'en parle jamais.

En Thaïlande, un pays de 69 millions d'habitants, on a compté 58 morts de la Covid. Deux morts en Suède[89] le 3 décembre 2020, c'est un fait. 7 000 au total en gonflant les chiffres sur un an ; on avait prévu 70 000 morts, merci encore l'Impérial College pour son exactitude… Où sont les dizaines de milliers de morts, les millions de décédés ?

Plus personne ne meurt d'autre chose

En PACA, dans le sud de la France, pour 5 millions d'habitants, on compte 500 lits de réanimation, soit 0,01 %, sans soignants. 59 morts en quatre mois, soit 10 % des gens qui meurent en réa, soit largement la norme, soit 14 morts par mois. Si on utilisait les

---

89. Source : https://www.lemonde.fr/idees/article/2020/04/03/coronavirus-la-suede-va-perdre-environ-460-000-annees-de-vie_6035431_3232.html

médecins de ville, les réseaux de soins et le privé, il n'y aurait pas ce souk créé. On a effectué 350 000 tests, 250 000 personnes, l'expérience parle.

36.
UNE PIÈCE DE THÉÂTRE PARFAITEMENT HUILÉE EN EUROPE, ET DÉSORMAIS DÉCLINÉE AUX USA

Cette stratégie appelée « approximations successives » a pour but de changer un comportement graduellement en entraînant un organisme à des réponses pré-apprises de plus en plus proches de la réponse finale désirée, avant de mettre en place précipitamment la réponse ou le plan par asphyxie. Dans votre réalité, cela se traduit ainsi :

Toute grande vérité passe par 3 phases[90] :
RIDICULE
La Covid existe, elle tue, il faut s'enfermer, se protéger, se confiner.

---

90. Schopenhauer (1788-1860).

REJETÉE

Tous les autres sont des conspirationnistes.

ÉVIDENTE

Il est évident que la Covid n'était pas une pandémie, et il n'y a jamais eu des morts partout.

L'OMS le confirme elle-même :

Si on écoute les organisations, attentivement, par exemple, le lundi 5 octobre 2020, l'OMS, lors de sa 34e assemblée générale, a déclaré que le Coronavirus n'est pas plus mortel qu'une grippe : erreur de casting ? La population mondiale est de 7,8 milliards, si 10 % ont été infectés, soit 780 millions, le taux de létalité est de 0,14 %. C'est une bonne nouvelle. Comme quoi les « corona-sceptiques », les « anti-masques », ceux pour la liberté, avaient raison.

Le 31 octobre, la France ordonne 4 semaines de confinement (1 kilomètre de chez vous, 1 heure), vous n'avez donc plus besoin de voiture, un autre secteur à sacrifier, « changement » climatique oblige. Le 1er novembre, la Belgique ferme pour 6 semaines ses commerces – sauf ses librairies, Voltaire peut encore être lu en Belgique, Candide vous remerciera quand il rentrera de Lisbonne avec un test négatif.

Le couvre-feu en Autriche est mis en place dès le 3 novembre, une idée intéressante. À 16 heures, le 1er novembre, le canton de Genève, en Suisse, décide de tout fermer (bars et restaurants) sauf les écoles, comme un département français, filiale de Castex. Le mardi 3 novembre, l'Angleterre ferme tout pour 4 semaines. Pendant ce temps-là, les entreprises des nouvelles technologies, ouvertes 24/24 depuis 1994, continuent leur agenda avec les Rockfeller et Bill Gates, Schwab.

On peut imaginer que les jets seront là pour les gouvernements complaisants, même si les *airlines* sont mortes. 157 milliards de pertes[91]…

Amazon réalise des profits en forte hausse, + 37 % de *turnover* en Europe, au troisième trimestre 2020 et bénéfices multipliés par 3 en Europe ! On va aider les libraires en les fermant ! La Silicon vous remercie. Après, il ne reste plus qu'à fermer les banques, les banques de demain sont prêtes : Apple, What's App… What's App est une banque ? En Inde, on peut déjà payer et transférer de l'argent par What's App. Merci Facebook, la maison-mère !

Préparez-vous la banque est déjà dans votre poche. L'autre est morte avec son guichet.

Apple et Amazon vont doubler leur bénéfice en 2020, ils seront annoncés au premier trimestre 2021, par rapport à 2019, ouvrez les yeux ! Si vous n'êtes pas en bourse, vous n'existez plus. Merci de tuer nos entreprises, notre civilisation occidentale !

« *On ne peut pas priver les gens d'aller se nourrir* », disait un « expert » sur l'un de ces plateaux TV, dans ces débats stériles, sur

---

91. Source :
https://www.reuters.com/article/us-airlines-iata/airlines-set-to-lose-157-billion-amid-worsening-slump-iata-idUSKBN2841KA?il=0

LCI en novembre 2020. Intéressante, cette phrase, qui illustre bien ce qui arrive… Ça va venir : se nourrir sera le challenge des années futures, et surtout de 2024.

37.
CONTRAINDRE OU SOIGNER ?
CONTRAINDRE

Après moi, le déluge… Le confinement pour créer la confusion en France… et globalement

« *Le virus circule en France, le nombre de morts est de 527.* » Ainsi s'exprimait Emmanuel Macron lors de son allocution enregistrée du 28 octobre dernier. On est passé à moins de 300 morts en 10 jours, - 40 %. Ce calcul n'est jamais fait, les médias préfèrent vous dire que la barre des 40 000 morts vient d'être franchie, on était à 39 000 et des poussières. Il est clair que nous allons franchir la barre des 40 000 morts sur 67,1 millions d'habitants, on va même franchir la barre globale des 600 000 morts par an, en France, mais où est la grippe saisonnière ? C'est la moyenne des morts en France avec ou sans Covid chaque année. Le Coronavirus représente moins 5 % des morts de la France par jour. Nous aurons donc toujours 67 millions d'habitants en décembre 2020. Alors, faisons peur !

Tester, isoler, tracer. Ces trois verbes sont effrayants, quand on les décode, ce sont bien les stratégies mises en place pour les années futures. La peur des juges et l'hypocrisie scientifique donnent la compilation des verbes. On a des gouvernements en Europe dépassés par l'épidémie, mais l'administration de chaque pays se redécouvre dans les méandres des décisions.

Les errements sont infinis. La bureaucratisation en est l'illustration en France. En Suisse, c'est le fédéralisme qui veut imposer sa vision à la Suisse entière, sans respect de la démocratie directe, mais on va s'aligner : 20 heures en France, 19 heures en Suisse, 18 heures en Italie, quelle partition !

On n'a pas fermé pas les frontières par idéologie, parce que Trump l'avait fait.

La défiance est partout. Mais les chiffres nous gouvernent. Les chiffres nous commandent.

Comme explicité donc, le nombre de nouveaux cas positifs ne signifie rien, puisqu'on ne connaît pas le facteur d'amplification du test, on fait dire ce qu'on veut aux chiffres, puisque les chiffres ne signifient rien. Plus on teste, plus on trouve.

107 cas, donc 107 positifs pour 100 000 habitants en décembre 2020.

On a même rajouté les tests géniques dans les tests PCR pour être sûrs de ne jamais atteindre les 5 000 « cas » positifs pour lever le confinement. Il est normal qu'il y ait plus d'hospitalisations, car il y a plus de tests, plus de malades, de gens en réanimation, mais on ne parle plus des morts, lors de la conférence de presse du 10 décembre 2020. On vous enlève encore un peu de liberté, le couvre-feu est à 20 heures chaque jour, y compris le 31 décembre…

Ce qu'il faut lire entre les lignes, c'est le contrôle total de vos comportements. Un couvre-feu avancé d'une heure, c'est uniquement pour éviter de vous réunir.

Avec 250 000 tests en plus antigéniques, on peut créer des positifs. Avec le Confinement, Je positive.

En France, on passe de « *il faut vous faire tester* », à « *ce n'est pas nécessaire de vous faire tester pour Noël* ».

Il faut éviter l'engorgement des laboratoires., donc ne pas vous faire tester pour Noël.

« *Le test n'est pas un totem, c'est risqué pour vous, c'est risqué pour vos proches.* » Tout est dit. Le test ne sert à rien, juste à comptabiliser des cas, des positifs, des statistiques.

« *Je vous dois d'abord la vérité et la transparence* », disait Castex en décembre 2020. Où sont les études ? La lassitude sur la planète est partout. On passe du confinement au reconfinement, puis au couvre-feu.

Épidémie, la règle des 3 C :
Confinement, Couvre-feu, Confusion

Ce triptyque confinement-couvre-feu-confusion est parfait pour imposer la dictature sanitaire.

Le couvre-feu vous maîtrise, pas de révolte.

Le confinement ne soigne pas les gens. Au mieux, il ralentit le virus – et encore, les faits et études prouvent le contraire (études sur les eaux usées, etc.) – qui pourra mieux repartir lors du déconfinement. C'est voulu. Un virus ne dure pas, quoi que vous fassiez. Il est en cloche, c'est une cloche, « c'est une courbe en cloche », dirait le professeur Raoult. Faire peur.

« *La 2ᵉ vague sera plus dure et plus meurtrière* », disait Macron en octobre dernier lors d'une conférence de presse, en s'appuyant visiblement sur les chiffres de son comité scientifique. En avançant un chiffre de 400 000 morts si on ne fait rien, soit deux fois le chiffre des morts aux US. Faire peur. 200 000, c'est officiellement, pour les USA, le nombre de morts sur les 340 millions d'habitants, tout en rappelant que le CDC lui-même n'en attribue que 9 000 à la Covid-19 après recomptage. Chaque hôpital aux USA touche 68 000 dollars sur chaque réanimation, chaque cas de Covid rapporte un peu moins, et son intubation après passage en réanimation a de quoi vous motiver à accueillir, et tester, et retester, et intuber.

La France a opté pour cette stratégie de tests tous azimuts, la plus importante en quantité en Europe. Et donc, on découvre de faux positifs en nombre, avec aussi quelques incitations pécuniaires par cas identifié, environ 1 500 euros. La prise en charge est trop tardive. Puis, le 24 novembre, on atteint péniblement 50 000 morts en France (on vise les mêmes chiffres en Angleterre) de la « Covid » sur plus de 600 000 morts par an, soit moins de 10 % des morts de l'année.

Ils ont écouté les « experts »…

… et vous ont enlevé vos libertés. L'égalité aussi, comme la fraternité, est confinée. La vie « d'avant » est terminée.

« *85 % des malades ont plus de 65 ans* », argumentait Macron. Si c'est le cas, pourquoi ne pas aider cette tranche de la population en les protégeant, en les soignant et laissant l'économie vivre ? Aucune entreprise au monde n'élaborerait une stratégie sur les 15 % restants de la cible restante, ce ne serait pas soutenable économiquement, mais un gouvernement lui le fait, et sacrifie toute son économie, alors dans quel dessein ? On sait.

« *85 % des malades décédés ont plus de 85 ans* », renchérissait le professeur Raoult, chef de l'IHU Méditerranée, le seul qui a réalisé des milliers de séquençages du génome, et des tests grandeur nature. Il a démontré que les épidémies n'avaient pas de lien entre elles, et la 2e est venue en bateau d'Algérie, le variant du Sénégal. « *Les maladies transmissibles, vous fermez les frontières si vous n'avez pas de cas. On fait la quarantaine quand il n'y a plus de cas, et non quand il y a des cas.* » Il parle également de la surveillance des égouts qui a permis de mettre en évidence que lors du confinement, les courbes continuaient à augmenter[92]. Pour le professeur Raoult, les mesures sociales sont entièrement virtuelles. Les gens confinés avaient plus eu la maladie que les gens non confinés.

Du H1N1 au SARS-CoV-2 : plantage sur toute la ligne…

Dans les deux crises H1N1 et Covid-19, on retrouve les mêmes ingrédients, une crise de la dette et des banques en 2009 et en 2019, un bon virus pour valider le plan et faire diversion. En 2020, on est plus agressif, on veut faire le Reset.

---

92. Source : https://www.youtube.com/watch?v=lY5OdKIhD2Y

Il fallait fermer les lignes en 2003 comme en 2020, on ne l'a pas fait, car l'occasion était trop belle de profiter d'une bonne crise…

Alors, on est entré dans le même délire… un emballement médiatique avec manipulateurs et complices en poste ; tous ont colporté le même message. H1N1 ou Covid-19, c'est la fin du monde, il va y avoir des millions de morts partout dans le monde.

La vérité est ailleurs… Il y a 1 million de morts au niveau mondial pour 7,6 milliards d'habitants.

« *400 000 morts en France* », selon Macron, tenir jusqu'au vaccin… Ça me rappelle les prévisions de « *500 000 morts pour la grippe aviaire en France* », il y a quelques années et où, finalement, on est arrivé péniblement à 20 000 morts dans le monde selon l'OMS (18 500 décès pour être précis, source OMS).

On a même essayé de gonfler les chiffres avec le CDC à 500 000 morts, basés sur des hypothèses, mais pour le monde entier, pas pour un pays comme la France. On était en pleine autre hystérie, celle du H1N1, en 2009.

39.
PRÉSERVER LE SYSTÈME :
VOUS ÊTES PRÉSUMÉ MALADE,
MAIS VOUS ÊTES SAIN

Éliminer le populisme, radier le peuple ?

La cohérence est perdue, il n'y a plus de logique, il n'y a plus de vérité. Tout est surréaliste. Tout est illusion, Tout est hologramme. Ceci est voulu, non pas par incompétence, comme on vous laisse le croire, mais il faut flasher le système, le griller, l'acceptation par la peur et des débats infinis pour opposer les gens les uns aux autres, en continu, sur les plateaux de télévision, dans un même parti politique, dans une même famille, parmi les médecins, les journalistes, sous prétexte de libertés. Il n'y a plus de libertés, il n'y a plus de démocraties, puisque partout on a passé des lois d'urgence, on a mis la démocratie entre parenthèses, discrètement, pendant que vous étiez confinés, ou alors un vote le samedi, les parlementaires ne sont que des faire-valoir à la merci des psychopathes, ils suivent encore dans un monde Bisounours.

Ceci est fait pour la destruction, pas d'une nation, mais pour la destruction totale de notre civilisation, notre façon de vivre en Occident. L'islamisme radical finira le travail.

Le signal envoyé est terrible : « *Si le confinement fonctionne* », « *la situation est grave* », « *le taux d'incidence est trop haut* »… Le but est que les gens s'écharpent sur des avis, à la criée, comme sur le marché aux poissons. Ah ! pardon, c'est fermé ! La division de tout, elle tourne à plein régime et les chiffres au maximum. Tout le monde est médecin. Le R0, le taux d'incidence, devient la norme, il faut être en dessous de 1. Les morts, on n'en parle plus ou si peu, on ne les met pas en relation avec les nombres de morts d'un pays chaque jour, ni en perspective par calcul en % ; histoire d'effrayer, on mixe, on compile. On dit tout et son contraire, mais surtout, on fait peur, la peur, c'est la fin ; l'amour, c'est l'expansion.

En Suisse, il y aura donc 20 % de chômeurs en plus dès 2021, il faudra rajouter un zéro aux 2 % des années précédentes en Suisse, et en Europe on sera à 30 %, puis à 50 % de chômeurs, avant d'atteindre les 70 % en 2022. Gardez le livre et ouvrez-le en 2022 ! Dès que les pays arrêteront les perfusions, le château de cartes s'écroulera.

En France, en octobre 2020, 37 000 citoyens sont morts sur 67 millions d'habitants, soit 0,5 %. À 200 morts, on ferme les librairies, ce n'est pas essentiel. Il y a plus de 600 000 morts en France chaque année, je vous le répète, la Covid représentera au maximum 10 %

des morts, et encore, on ne ferme pas l'économie pour ça ! Où sont les 90 % restants ? Apeurés chez eux par le système médiatique.

L'autoquarantaine, le grand BS, continue avec des attestations de sortie, on se signe à soi-même une autorisation de sortie, encore confinement et couvre-feu, pour éviter la révolution, c'est la confusion, la distanciation infinie. Pour retrouver la vie d'avant, un vaccin est nécessaire, ou deux ou trois... C'est ce que vous pensez, ce n'est pas ce qu'ils préparent.

40.
PFIZER AVALE BIONTECH ET VOUS INJECTE

Le vaccin Pfizer est efficace à 90 % selon la société du même nom. Le protocole ? 40 000 personnes reçoivent 2 doses à 21 jours d'écart. C'est la technique de l'ARN messager (mARN) sur un ARN Messager (mARN). L'injection de protéines Spike qui recouvrent la surface du virus. Pendant ce temps, le CEO de Pfizer vend plus de 5 millions d'actions... Sans commentaire. Étrange de vendre ses stock-options (actions) avant la sortie du vaccin. De quelle durée sera la réponse immunitaire ? 1 mois, 3 mois, 6 mois... La mutation du virus est continue, alors... 91 % des Chinois sont d'accord pour se vacciner, alors que seuls 50 % des Français sont prêts à se faire vacciner. Ça ne change rien, on le fera par obligation, mais plus tard, ou la peur fera le reste.

Moderna l'empire des brevets bis repentira... pourquoi ?

ModeRNA, une société très surprenante

La société Moderna a fait une entrée en bourse en 2018. Elle a déposé des brevets avec des fonds publics de l'armée, le programme DARPA (agence gouvernementale américaine). Aujourd'hui, cette société a signé un contrat d'1 milliard d'euros avec les USA et de 300 millions avec l'Europe, pour offrir son traitement aux hôpitaux européens. Un peu comme le Remdisivir de Gilead à 3 200 USD la dose par injection… on est loin du prix du Plaquénil à quelques euros.

Mais revenons au début : la société Moderna a reçu de l'argent gouvernemental, dès sa création en 2010, et en 2018 pour 187 millions de USD de fonds publics et de diverses fondations gouvernementales américaines. Elle effectue des recherches sur 3 virus à ce moment-là, et se concentre soudainement sur le Coronavirus en 2018. La loi américaine oblige normalement une société comme Moderna, avec des fonds gouvernementaux à déclarer et libeller ses brevets au nom du gouvernement et publiquement, elle opère donc dans une totale illégalité. Elle a déposé pas moins de 140 demandes de brevets depuis 2003 et une IPO (Initial Public Offering) est arrivée en 2018 ; les directeurs se sont retirés de la table de poker en reprenant leurs billes… avant le communiqué de presse du 15 novembre qui annonçait un taux de réussite de 94,5 % du futur vaccin. Pourquoi, si on va produire des millions de médicaments et de vaccins, vendre ses actions ? Surtout quand l'Europe a commandé 160 millions de doses.

800 millions d'euros déjà investis dans Covax par l'Europe pour l'achat de vaccins. Covax est un programme mis en place… comme une centrale d'achat de vaccins par… l'OMS…

En plus, la société a annoncé dans des rapports préliminaires avoir un succès considérable (après les 90 % de Pfizer). Qui dit mieux ? Mais pas avant l'été 2001, selon son PDG Stéphane Blancel. Mais visiblement, maintenant, c'est pour l'hiver 2020/21 : une telle précipitation interroge. On ne veut pas que vous vous réveilliez.

Ça n'a aucun sens. Soit les médicaments et vaccins donnent des effets secondaires violents et en Europe, contrairement aux USA, Moderna Europe n'est pas exempte de procès en cas de morts ou d'effets néfastes, ou alors le ou les futurs vaccins seront trop instables et il faudra aussi payer. Ou encore, les vaccins ne servent à rien. Ça ne fait aucun sens de vendre ses actions avant la commercialisation des vaccins dont la plupart des pays européens ont commandé des millions de doses, avec l'Europe qui a fait une commande globale, et la Suisse qui construit en Valais, à Viège, une unité de production Moderna. Les CEO de Pfizer et Moderna vendent leurs actions en 2020 ! Et si les vaccins étaient plus dangereux, et surtout synthétiques ? Alors, quel monde nous préparent-ils ? Un indice pourrait être ce film produit en 2019, qui sortira en 2021 sur vos écrans, les salles obscures étant fermées, il va falloir rouvrir pour voir la Covid-2023.

« Songbird » : documentaire ou film de science-fiction ?

Songbird[93] est le film de 2021, dont la sortie est prévue aux USA le 11 décembre 2020, qui utilise une idée du futur pour l'insérer dans

---

93. SongBird, la bande-annonce :
https://www.youtube.com/watch?v=IgxXSfto6Vo

le présent et votre subconscient. En fait, le but est d'importer le futur dans votre tête.

On appelle ça le *Predictive Programming* – la programmation préemptive –, un peu comme le film Lone Gunmen. Une idée de son réalisateur, Michael Bay, qui a travaillé avec les services secrets aux USA, qui va soit essayer de vous éveiller, soit vous montrer ce qui vous attend.

C'est en tout cas un miroir de votre futur. Le futur est déjà présent. Comme l'Agenda 21, avec des zones réservées, des zones vertes, et des zones rurales sans argent, laissées à l'abandon.

41.
FRANCE : L'ÉPIDÉMIE DE LA PEUR

Tout bien portant est un malade qui s'ignore…

Mars 2020, ils déclarent en France : « *Nous sommes en guerre* ».

Mais il y a aussi une phrase répétée en boucle pendant 4 mois : « *Les masques sont inutiles si vous n'êtes pas malades* ».

Le 4 mars : « *On ne peut pas acheter de masques* ». Puis ils deviennent obligatoires au printemps. Pourquoi ? Ils ne servent à rien selon l'étude danoise DANMASK-19[94], étude randomisée qui prouve qu'ils sont inutiles à l'extérieur.

Les masques passent d'inutiles à obligatoires

La France a été l'un des pays les plus hallucinants, l'un des plus durs.

---

94. https://www.acpjournals.org/doi/10.7326/M20-6817

On a formaté les cerveaux à ne pas porter de masques.

Pendant des mois, on interdit le port du masque, on le limite, on donne des instructions, jusqu'au moment où on le rend obligatoire partout. Parfaite manipulation, votre santé on s'en fout, respirez du Téflon !

La famine en 2024

La colère des restaurateurs a été créée, le but est de tuer les fournisseurs de nourriture, on commence par les restaurateurs et on finira par les paysans en les obligeant à ne plus traiter les champs en Europe avec des pesticides, sans solution concertée, dans une précipitation décisionnelle et avec une interdiction très rapide. Ce sera la famine, elle est déjà là. Alors, on vous occupe sur le « click and barquette », pardon, le « click and collect ». Amazon rigole… Les restaurateurs sont pendus. L'art de vivre à la française est perdu, ils sont dans la catégorie « vous ne servez à rien, vous n'êtes plus essentiels ». Pendant ce temps-là, l'Italie et la Catalogne sont ouvertes.

Les restaurants fermés pour le mois de décembre 2020 dans le pays de la bonne bouffe. Vous avez établi des protocoles stricts, ça ne sert à rien, le but est de vous enlever votre business, mettre des masques ne le sauvera pas. Souriez, vous êtes abusés. La profession de restaurateur est à terre.

Les Restos du cœur sont débordés, 1 million de bénéficiaires, ce sont les seuls ouverts. Ils sont l'empathie.

Les masques font partie du plan ; ils ne protègent en rien (1,6 %), ou seulement dans une salle d'opération, car oui, il s'agit là de vous protéger des projections, mais pas dans la rue, où il vous empêche d'intégrer l'oxygène.

Les masques bleus pour les petits-loulous dès 6 ans contiennent du PTFE, du Téflon en clair, et sont donc cancérigènes et cancérogènes au-delà d'une heure, selon deux études US publiées. Ces études ne sortiront jamais dans les médias et pour cause : c'est de la maltraitance.

Une autre étude a prouvé que les masques en tissu ne servent à rien. Les masques retiennent les bactéries (l'être humain est le 2e mammifère avec le plus de bactéries dans sa bouche), il peut causer des pneumonies, selon le CDC. La maladie passe principalement par les contacts des mains, rappelait encore le directeur de l'IHU Méditerranée, le professeur Raoult. Alors, pourquoi le masque ? Pour vous subjuguer. Pour vous donner honte. Pour vous diviser.

La désorganisation des services au niveau des hôpitaux pour opposer les citoyens

Novembre 2020. Ce n'est pas une 2e vague, mais une variante 4 du COVID SRAS 2, c'est une épidémie de la peur. Vous serez embarqué par la dernière vague, un tsunami économique. Mais alors, pourquoi tant de peurs synchronisées entre pays ?

Le but est de mettre en marche un gouvernement mondial qui dirige non plus avec l'aide des états démocratiquement élus, mais par des organisations, comme l'ONU et le WEF. À crise mondiale, réponse mondiale, justifieront-ils en montrant le manque de coordination des réponses nationales pour les formater en réponses européennes. Le chaos en 2020, avec les ouvertures et fermetures, le non-respect des règles, en laissant un sentiment de mesures disparates, mais en fait totalement coordonnées à 48 heures près entre par exemple chaque pays européen, y compris la Suisse, où chacun se copie, comme pour les couvre-feux de 21 à 4 heures du matin (+/- 1 heure).

Un politicien suisse, VP d'un parti au Conseil Fédéral, me disait encore, sous couvert de l'anonymat : « *On copie les autres pays. Un point, c'est tout. Et de toute façon, ce n'est pas ma tasse de thé* ». Tout est dit, ou presque. En France, 110 000 lits supprimés, vous avez votre réponse. L'hôpital public a besoin des malades pour se financer, les cliniques privées sont vides et non sollicitées, et la médecine libérale (de famille) est mise de côté. Les premiers conseils ne sont donc pas donnés. Le traitement, on n'en a pas besoin. Bienvenue en Absurdie technocratique.

Un afflux de victimes comme plan lié à une maladie par manque d'oxygène qui sature les systèmes hospitaliers mondiaux… il fallait y penser. C'est fait.

On n'applique pas les plans d'épidémie prévus à cet effet, des plans issus de l'armée qui sont dans les cartons, mais un confinement. On a déployé un plan, au détriment de la vie des autres citoyens, on ne vous protège pas, on vous asphyxie : les opérations de cancers sont annulées, et non reportées, les traitements des leucémies, c'est donc une perte de chance pour ceux qui ne peuvent y accéder, il vaut mieux trier avant de rentrer en réanimation, vous ne sortirez pas au mieux de la réanimation. La réanimation est invasive et lourde, et la décision est un pari sur l'avenir pour chaque personne. Il faut agir contre l'obstination et l'acharnement d'une société qui ne veut plus la mort, qui ne la voit plus.

On fait croire aux experts que seuls un traitement et un vaccin seront la solution. Bill Gates et ses idiots utiles racontent tous la même chose. Bill Gates a fait œuvre d'une manipulation subtile et habile en ce sens-là sur les plateaux TV aux USA.

« *Il y aura jusqu'à 5 vaccins pour le Coronavirus par an, pour reprogrammer votre ADN* », déclare-t-il en novembre 2020.

Aujourd'hui, le masque est obligatoire partout à l'extérieur, et bientôt à l'intérieur, dans votre propre cellule familiale, le masque vous contamine de par ses microparticules de Téflon.

Les mots à dessein pour créer des maux, et l'implosion sociale. L'autorité des États est défaillante. Et la litanie des « *regardez les autres États* » ou « *regardez la Suède, les USA, ils ne ferment pas, ils tiennent à leur PIB, à leur économie* ». La France, la Suisse, l'Allemagne et toute l'Europe paieront pendant une décennie ces décisions de 2020. 50 % de chômeurs, est-ce essentiel ?

Est-ce que les petits commerces sont un foyer de contaminations ? Oui, non, peut-être. On étudie. Peut-être.
Est-ce que les écoles sont des foyers de contamination ?
Oui, non, peut-être. On étudie. Peut-être.

Les gens ne se contaminent pas en marchant dans la rue. Les gens se contaminent en faisant des tests qui sont amplifiés.

Rien n'est rationnel. Aucune mesure ne fonctionne. La seule que l'on pousse comme message : ça va durer longtemps… « *Le virus est avec nous pour toujours.* » L'OMS insiste.

Une campagne massive de dépistages ?

Un plan des populations vulnérables ?

Les soi-disant médecins épidémiologistes, sous couvert de faux médecins, conseillent de mettre des amendes à 10 000 euros, ils se contredisent d'un plateau de télé à l'autre. C'est une nouvelle mission qu'ils s'attribuent, entre deux écrans de publicité, mensonges. Le faux médecin n'a pas anticipé l'arrivée des mauvais jours en automne. C'est une épidémie de faux médecins, de Gates à Blachier, ils sont tous sous perfusion des pharmas, l'un investit, l'autre est sponsorisé par Gilead.

Il serait peut-être souhaitable de regarder les conflits d'intérêts, l'argent qui circule. Les laboratoires financent les formations, les conférences de consensus. GSK a versé 5 millions de dividendes à un responsable de la santé en Angleterre, ils sont tous arrosés et les conflits d'intérêts pleuvent.

On ferme les salles de sport en France alors qu'il n'y a aucun cluster. Elles sont ouvertes à Madrid. Les restaurants aussi sont ouverts, jusqu'à 23 heures dans la capitale, mais pas en France en 2020. Philippe Etchebest, réveille-toi, arrête de mettre du beurre dans le poulet, il faut passer à une autre cuisine, autrement, vous allez finir comme la cuisine cryogénique, frigorifié à - 195° ! Pour la Toussaint, il fallait que le cimetière soit à moins d'un kilomètre. Inimaginable il y a un an. Les morts resteront seuls. Méditez et connectez-vous, c'est encore autorisé. Les élèves de l'école de police font la fête dehors pendant que vous êtes confinés. À dessein.

Georges Blanc revient du Paradis Blanc…

Le 24 novembre 2020, le président français décide de tuer la gastronomie française, le village Blanc n'est plus. La culture française, l'Occident, ce qui fait la fête, la culture d'un pays. Comme le disait le chef cuisinier Marc Veyrat, « *c'est l'honneur de la France, la cuisine* ». On noie les restaurateurs en leur promettant jusqu'à 20 % de leur chiffre d'affaires, ils sont fermés depuis 6 mois. Pour comprendre le plan du reset, le président continue de déclarer : « *Continuez à rester chez vous* » , mais dans une bonté infinie, il élargit le rayon à 20 kilomètres au lieu de 1 et on passe de 1 heure autorisée à 3 heures de permission. Bienvenue en France : Liberté. Il continue de déclarer : « *Portons le masque quand nous sommes à la maison avec des amis, c'est du bon sens. […]* ». Je vous laisse apprécier.

La méthode dure en 2021

Le plus inquiétant est cette phrase du président : « *L'isolement des personnes contaminées, y compris de façon plus contraignante […], le retour à la normale ne sera pas pour demain* ». Et puis, un petit tour par le climat : il faut « *affronter la crise climatique* ». Amis restaurateurs, ça vous parle le climat dans le confinement ? Une véritable pièce de théâtre. « *Nous devons être plus contraignants avec ceux qui ont le virus.* » Vive les faux positifs !

Tester, isoler, tracer. Ces trois verbes sont effrayants, ce sont bien les stratégies mises en place.

50 000, c'est le nouveau nombre de morts à atteindre en Europe

Il faut se prémunir contre l'arbitraire. Sortez de la peur, sortez des graphes, sortez des chiffres, sortez de la matrice, autrement, on vous remettra la tête dedans. S'il n'y a pas moins de 5 000 cas par jour, on ne déconfinera pas. Des cas de quoi ?

Il faut se prémunir contre l'arbitraire. Sortez de la peur, sortez des graphes, sortez des chiffres, sortez de la matrice, autrement, on vous remettra la tête dedans. S'il n'y a pas moins de 5 000 cas par jour, on ne déconfinera pas. Des cas ? Des positifs ? Des infectés ?

Il y a une épidémie de tests positifs ; ce n'est pas être malade de la Covid quand il y a 50 000 contaminations par jour, non, ce ne sont pas 50 000 cas par jour, ni 50 000 malades par jour, ni 50 000 infectés par la Covid. Et puis, on a partout 50 000 morts : en France, en Italie, en Angleterre… On ira à 60 000, soit 10 % de la mortalité de la France sur un an.

L'immense majorité des positifs – 96 % ou 97 % – est en bonne santé (97 % selon la dernière décision de justice de Lisbonne). Et quelques fois, ce sont les mêmes qui sont testés et retestés avec des tests non calibrés…

42.
UN SCANDALE SCIENTIFIQUE ÉNORME : L'ÉTUDE BIDON DU *LANCET*

The Lancet publie une fausse étude, se rétracte, mais pas d'erratum dans la presse grand public

The Lancet affirme faussement, le vendredi 22 mai 2020 (avant l'Ascension), que l'hydroxychloroquine est dangereuse et mortelle, avant d'avouer que l'étude était bidon, comme la société qu'il l'a diffusée, la société *Surgisphere*. Le Docteur Sapan S. Dasai est le fondateur de cette société, et l'auteur de la fausse étude... Le Docteur Frank Ruschtizka, de l'Université de Zurich, signe cette fausse étude.

Entretemps, l'OMS avait validé l'étude, arrêté les tests sur l'hydroxychloroquine en se basant sur un nombre de morts en Australie plus important que le nombre total de morts. Le mal était fait. *The New England Journal of Médecine* l'avait diffusé aussi.

L'étude du *Lancet* est rétractée le 4 juin 2020, aucun des auteurs n'est capable de faire un audit des datas calculées. Aucun média ne relate la rétractation des deux journaux scientifiques. Les médecins n'y comprennent plus rien. On interdit le médicament en France. Il était prescrit depuis 15 ans pour l'ensemble des SRAS avec une efficacité démontrée et reconnue. On ne reviendra jamais en arrière. L'OMS annonce la reprise des études européennes, mais… le mal est fait : l'hydroxychloroquine est tuée volontairement.

La Suisse arrêtait de soigner ses citoyens pendant 3 semaines, avant que le *Lancet* se rétracte. Le mal était fait. Le taux de mortalité avait explosé en Suisse. On l'a alors autorisée, puis, dans certains cantons, à nouveau interdite par lettre-sommation le 16 novembre 2020 d'un hôpital romand dans une lettre intitulée « Arrêt de la prescription d'hydroxychloroquine ». Dans sa lettre, il est indiqué qu'« *aucune étude sérieuse ne soutient la prescription d'hydroxychloroquine* », ce qui est totalement faux. Il est écrit : « *Vu la littérature récente* (laquelle ?), *l'Institution a décidé de proscrire ce médicament […], faute de quoi nous nous verrons dans l'obligation de prendre des sanctions* ». La coercition est partout, *ad interim* ou pas.

Sortons de la littérature et regardons les faits.

En 1999, l'hydroxychloroquine (HCQ) utilisée dans les traitements de diverses maladies (fièvre Q) fait mieux que l'Oflaxine, utilisée pour traiter l'endocardite, ou maladie de Wipple. Le CDC, depuis 2013, recommande aussi 3 comprimés par jour pendant 18 mois.

Sur 766 patients traités, de 1991 à 2016, par l'hydroxychloroquine à raison de 3 comprimés par jour, aucun effet secondaire critique rapporté. Ceci a même été publié dans le Pilly, la bible française de l'infectiologie, et aussi le CDC, en 2013. Trois comprimés par jour pendant 18 mois. Rien de neuf. Aucune toxicité cardiaque, aucune mention de surveillance cardiaque.

L'hydroxychloroquine est bien connue des infectiologues, efficace et bien tolérée à 3 par jour à plus de 12 mois. La protéine E du SARS-CoV-2 fait un canal ionique, mais la chloroquine interagit avec ce canal.

Les preuves cliniques ? 157 études montrent, dans le cas de la Covid, une efficacité de 64 % de l'hydroxychloroquine quand le traitement est précoce (durant les 5 premiers jours), 26 % quand le traitement est tardif. 580 000 patients auraient pu être sauvés si l'hydroxychloroquine avait été administrée au début de la Covid, soit 1 million de morts dans le monde. Rappelons qu'il y a 56 millions de morts dans le monde par an[95].

Mieux encore : 100 % des études utilisant l'hydroxychloroquine précocement rapportent un résultat positif. Selon toutes les études sur le site HCQMeta, la probabilité de trouver un effet bénéfique par hasard est de 1 sur 9 trillions[96].

La vraie formule en cas de virus est, selon le clinicien Matthieu Million : traitement hydroxychloroquine 200 mg (et non 400 mg en fin de traitement, car surdose et mort) + azithromycine + zinc

---

95. Source : c19study.com
96. Source : https.//hcqmeta.com

(HCQ+AZT+Zinc). L'hydroxychloroquine sert à diminuer la charge virale au début, selon des médecins et le professeur Raoult, en inhibant la protéine E.

Dans certains pays, profitez de la vitamine C, ou D, encore autorisée à la vente. L'hydroxychloroquine est interdite désormais dans bon nombre de pays. Richard Horton, directeur du magazine *Lancet*, déclarait déjà en 2016 que la plupart de ce qui est publié est faux. Voilà comment on enlève un médicament des plus sûrs de la pharmacopée.

L'impériale magouille planifiée et organisée ; la désinformation absolue, l'arbitraire partout

La confiance est rompue entre gouvernements et populations.

Des données fausses, celles de l'EVENT 201, sont reprises, 10 % de mortalité annoncés dans le scénario « fictif ». Des données fausses, mais assénées et répétées comme une vérité. L'OMS a dit que c'était la réalité, deux essais thérapeutiques majeurs : l'un, Recovery, et l'essai DANGER, abandonné. Ils n'ont pas voulu revenir sur les faits. L'hydroxychloroquine sortait vainqueur des tests… On ferme.

Ce n'est pas toxique, la l'hydroxychloroquine, donc pourquoi en 2020 interdire à la vente un médicament qui était autorisé en 2019, et même sans ordonnance, en vente libre, en pharmacie dans le monde entier, depuis la fin de la Deuxième Guerre mondiale ?

Le Plaquénil, fabriqué par Sanofi en France et Novartis en Suisse, diminue le temps d'hospitalisation, selon une étude parisienne

portant sur 5 000 personnes. Peu importe, on ne veut pas soigner en mode proactif, il faut des chiffres de saturation et faire peur. 7 000 personnes l'ont eue, et zéro problème à Marseille.

43.
POPULATION MANAGEMENT STORY

Les décisions sont pires qu'au Moyen-Âge, aujourd'hui, on enferme toute la population. C'est du management de population à l'extrême. Il n'y a pas d'arbitrage, il n'y a pas d'arbitres. Ça ne vous rappelle rien ?

Le but, c'est d'imprimer un moment cognitif, l'imprimer dans votre cerveau par la peur. Nous avons le conditionnement nécessaire. Désormais, c'est le test de l'humanité, de votre humanité. Jusqu'où allons-nous aller en Absurdistan avant de dire STOP ?

Le sens parfait ? L'incohérence pour diviser

Chaque décision fait sens isolément, sauf qu'elles sont inhumaines, c'est le but : on oppose les gens entre eux, 24/24 sur des plateaux de télévision où chacun délivre son opinion, où les spécialistes et intellectuels sont aveuglés par le scénario qu'on leur propose, la vague. Une 2e, une 3e, personne n'a vu la hauteur, personne. Puis la guerre civile, puis le Communisme 4.0, là ce sera le tsunami.

La mort de tous nos commerces de proximité ? Oui

On ferme les librairies, là où le savoir est. On leur interdit d'ouvrir contre les grands groupes et on débat du prix des frais postaux pour envoyer des livres… tout ceci pour garantir la distanciation sociale – pas physique, sociale. Les mots ont une importance, il ne vous reste plus que Facebook, Linkedin, Instagram pour vous relier aux autres et là, on vous tient.

Les schémas sont adaptés entre pays, copiés, recopiés selon les plans répétés ces dernières années. Et si tout ceci n'était qu'un plan ? C'est le moment de revendiquer à nouveau, donc, notre Humanité. C'est un crime, celui contre notre civilisation, nos libertés. C'est un crime contre l'Humanité. Le futur devient un malaise.

44.
LES FUTURS POSSIBLES

Les confinements pour ralentir les guerres civiles… partout

Le confinement sert non pas seulement à vous protéger, mais à sauver en priorité les gouvernements en place, donc à les protéger, car la situation financière des pays occidentaux était déjà exsangue en 2019, comme elle l'était en 2008. Le Coronavirus est l'excuse pour tout fermer, pour tout annuler, pour vous rayer subtilement de la carte du jeu. Ni vu ni connu. Bien évidemment, la plupart des décideurs, gouvernants, vont être sidérés, car ils ne sont même pas dans l'agenda, dans le plan. Ils s'évertuent à sauver le système hospitalier ou leur propre système, qui n'est pas prêt à des réanimations en série, et ceci dans toute l'Europe vieillissante. La vraie raison de cette pièce de théâtre est la dette européenne et mondiale, et l'incapacité de savoir la gérer, une dette perpétuelle qui ne sera jamais remboursée.

La vague nous a pris de vitesse. Il y a tant de vagues sur les mers de la vie qu'on n'arrive plus à maîtriser, discerner le faux du vrai, disait le chanteur. Les idiots utiles sur les plateaux de télé se mixent avec les vrais experts… Tant que nous ne comprendrons pas le caractère psychopathe et extrêmement intelligent dans le sens planificateur et manipulateur de ces forces, vous ne décoderez pas cette réalité, et ne pourrez vous éveiller.

Les professeurs sur les plateaux de télévision vous disent ceci ou cela, la vérité noyée en Absurdie…

Éric Caumes affirme avec lucidité que ce confinement ne servira à rien. Il signe une interview dans *Le Parisien*[97] disant qu'une extrême prudence est nécessaire avec les vaccins, notamment celui de Pfizer avec des effets secondaires importants, au point que même Pfizer et le gouvernement anglais ont dû, dès la 1re journée de vaccination, faire un nouveau communiqué de presse, relatant ces derniers.

En moins d'un an, on a changé la société, la civilisation et l'humanité. C'est plus facile de confiner que d'être Suédois.

Aucun plan de déconfinement, si ce n'est de vous dire que c'est à domicile que ça se passe, et comme l'OMS vous le dit, on viendra chez vous, s'il le faut, chercher les positifs. Même les neuropsychiatres tombent dans les pièges du déni, et les répercussions sociales arriveront dès 2021, quand les perfusions des

---

97. Source : https://www.leparisien.fr/societe/sante/vaccin-anti-covid-de-pfizer-je-n-ai-jamais-vu-tant-d-effets-indesirables-s-inquiete-eric-caumes-09-12-2020-8413376.php

États se termineront. On est loin des pestes de 1348 ou 1720, on vous parle de résilience, c'est de la réinformation qu'il vous faut. Mais la peur vous empêche d'activer la partie de votre cerveau pour résoudre le problème. C'est une gravité historique extrême, instiller de la peur dans une nation au bord de la crise de nerfs.

L'illusion de la démocratie : la réalité, l'autoritarisme rampant jusqu'en 2027

L'erreur du gouvernement, en France, a été d'interdire de lire, la démocratie est donc attaquée, le réveil est là. Des avocats allemands ont déposé un Class Action Suit (action collective) pour crime contre l'humanité. On agit par principe sans aucune stratégie. Alors, la France rouvre le 28 novembre les commerces, et les librairies.

Mais le plan européen s'applique : « *Nous nous coordonnerons avec nos voisins européens* » pour les stations de ski, on supprime les fêtes de fin d'année à la montagne en interdisant l'ouverture en décembre 2020 des stations en Allemagne, France et Italie.

Un seul pays résiste, l'Autriche, qui ouvre. La Cour suprême autrichienne a proclamé 5 jugements contre les restrictions Covid-19[98], une première en Europe. Un espoir, ça craque…

Le président Macron déclare, lors de son allocution du 24 novembre : « *Il me semble impossible une ouverture pour les fêtes* ». Sur quelle base ? Dans quel but ? Être à l'air libre, à la montagne, ça tue ? Ah ! oui, il vaut mieux rester confiné et ouvrir vos fenêtres.

---

98. Source : gouvernement autrichien en VO, vfgh.gv.at

Il est clair que désormais, le chaos et l'incohérence sont au menu des années à venir. Sans remparts, ils n'ont plus qu'à dérouler leur plan écrit, dicté.

La Cour Suprême a signé l'arrêt de mort de l'Occident. Celle des USA d'abord, puis celle du monde. En effet, sans marché de consommation aux USA, moteur de l'économie mondiale, et sans le marché d'export des voitures allemandes, sans les exportations de la Chine, l'économie est vouée à une chute inexorable. On rentre dans le chaos, dans les ingrédients pour créer des guerres civiles par milliers, puis celle, redoutée, la 3e.

Ils déroulent leur plan du Grand Reset en se servant du virus pour anéantir nos libertés et nos civilisations.

Pendant qu'ils s'évertuent à vous formater, il vous reste une solution : prenez-vous en main avec des communautés et anticipez les années 2021, 2024 et 2027.

Solutions concrètes 2021-2027

La dépopulation est leur objectif, alors voici des solutions concrètes à cette crise économique, et donc par extension, maintenant, crise alimentaire, aussi bien en Afrique, Asie, qu'en Europe.

Stock de nourriture

Ils s'évertuent à tuer notre culture.

Vous devriez avoir du stock pour 180 jours, car la *supply chain* (chaîne d'approvisionnement) ne tiendra pas, et les réglementations européennes sur les pesticides ne permettront plus de maintenir les agriculteurs en vie. L'agriculture a été détruite. La PAC ? La Pandémie avec le Coronavirus.

Jardiner en permaculture

Jardinez avec des graines bio non hybrides, non F1, ainsi, vous pouvez les replanter d'année en année et assurer votre indépendance alimentaire. Il y a des graines à semer chaque mois.

Jardiner de la cinchona officinalis

C'est la plante, le quinquina, à partir de laquelle on extrait la chloroquine et ses dérivés, un petit arbuste d'Amérique du Sud introduit au XVIIe siècle en Europe. On en rajoutait même, au Brésil, dans le sel de table… pendant des dizaines années.

Le troc

Le troc également arrivera dès 2023, car avec la suppression du cash, et l'ère de la monnaie digitale en commençant par l'euro, on va arriver aux monnaies locales, projets *blockchains* et trocs.

Livres

Faites des réserves de livres, au minimum une centaine. On a même fermé les bibliothèques : c'est tellement dangereux d'ouvrir un livre, un comme celui-ci, vous n'imaginez pas !

Stock de papier

Il faut également vous procurer les éléments de base, fabriqués en Malaisie ou aux Philippines tels que cartouches et papier.

Alors, quel espoir ?

Vibrez et soyez le CEO de votre vie

Et si vous vous soigniez vous-même ?

Les maladies infectieuses, virus et bactéries, ont toujours été là. Les plantes aussi.

Le mieux, c'est de renforcer votre système immunitaire avec de la vitamine C (fruits frais) et du zinc[99].

Vous êtes la solution : la solution est en vous, c'est votre système immunitaire

Vitamine C

Selon le professeur Raoult, le zinc et la vitamine C boostent le système immunitaire. 1 000 mg de vitamine C sont essentiels pour votre système immunitaire. Vous trouverez de la vitamine C dans le cassis, le persil, les poivrons et, bien sûr, dans les kiwis, oranges, citrons. Associée au zinc, cela vous aidera à lutter contre les virus de façon générale. Le zinc se trouve dans les huîtres, les langoustes… Le zinc et l'hydroxychloroquine sont administrés en début de traitement, rappelle-t-il.

Ah ! oui, j'ai oublié, on vous a supprimé Noël… en Angleterre, par exemple. Alors, mangez du thym (au lieu des pommes !). Bref, cultivez votre jardin, Voltaire avait raison. Raoult n'est pas le seul à préconiser un meilleur système immunitaire…

---

99. Source : MedCram : https://www.youtube.com/watch?v=NM2A2xNLWR4

Vitamine D

Selon le prof Roger Seheult, la vitamine D, c'est plus qu'une vitamine, « *c'est un agent thérapeutique* ». Ce n'est pas donc seulement une vitamine, mais une hormone. Une hormone qui change la façon dont les cellules se comportent entre elles. La vitamine D n'est pas uniquement là pour le calcium. Cette vitamine peut empêcher les transcriptions de l'ARN. Le soleil est donc nécessaire. Ce sont les ultraviolets qui pénètrent le derme et produisent de la D3 pour votre sang. Si vous n'avez pas assez de soleil (comme en hiver), si vous ne pouvez pas sortir, il vous faut des suppléments alimentaires. Selon une étude aux USA, seulement 7,6 % en moyenne des habitants passent du temps au soleil sur une journée.

En conclusion, quand on a moins d'expositions au soleil, moins de vitamine D, on a plus de risques d'avoir des infections respiratoires.

Donc, plus vous passez du temps à l'intérieur, en confinement, plus vous affaiblissez votre système immunitaire et augmentez votre carence en vitamine D[100].

La lumière est la source de toute guérison.

Quecertin

Le Quercetin aussi empêche le virus d'entrer dans la cellule pour s'y reproduire. Vous le trouvez dans les oignons, le poivre…

---

100. Source MedCram :
https://www.youtube.com/watch?v=ha2mLz-Xdpg

NAC

Le NAC (N-Acetyl-Cystéine), qui est un médicament vendu sans ordonnance, réduit aussi la sévérité, chez les seniors, de 50 %. Il aide le foie à évacuer les toxines.

L'eau

L'eau cellulaire est là, elle est dans un état vibratoire dans votre corps. L'eau doit être bue en plus grande quantité également – 80 % des gens tendent vers une forme de potophobie et ne boivent pas assez d'eau –, avec une image si possible de réalignement des particules H20, appelée « Aurora ». Cette image d'un œil dans un carré permet, en méditant, de multiplier son pouvoir. La Terre est composée à 70 % d'eau, tout comme votre corps. Selon le Professeur Alexander Trofimov, boire de l'eau « Aurora » vous permet d'améliorer de 23 à 63 % votre espérance de vie. Par ces temps, revenez à l'essentiel. L'eau, il faut la prendre dans un verre, et au mieux méditer sur sa puissance, ses cristaux, sa composition, ses bienfaits. La cohérence de l'eau est essentielle.

L'eucalyptus citronné

Vous pouvez utiliser de l'huile essentielle d'eucalyptus citronné, testée par l'armée en UK[101]. Les tests ont très vite été effacés du web en déclassant la visibilité de cette étude confidentielle, ce serait trop

---

101. Source : Étude UK Army :
https://www.thesun.co.uk/news/12510065/insect-repellent-kill-coronavirus-military-study/

simple. On ne va quand même pas se préparer à un virus en renforçant son système immunitaire avec de la vitamine C, de la vitamine D, du zinc et de l'huile essentielle d'eucalyptus citronné ?[102]

---

102. Source eucalyptus :
https://www.thesun.co.uk/news/12514998/citriodiol-insect-repellent-coronavirus/

CONCLUSION

2020 est la véritable fin du calendrier maya, et non 2012. La crise sanitaire, pardon, monétaire, est là pour créer une crise sociale. « *Ils sont la corruption* »[103], disait Juan Branco. Ils ne sont pas corrompus. Ils maîtrisent les codes. Les banques sont zombies, l'économie deviendra zombie. On va tout digitaliser, votre vie, votre banque, votre monnaie, vos relations. Le système est mort, les dettes sont infinies, les taux de défauts sont là. Le rhume est un Coronavirus. C'est la raison pour laquelle ce Grand Reset est là. Ils l'ont écrit noir sur blanc. Il vous reste votre âme. Ne pas céder à la peur. La peur est la prison humaine. L'amour, c'est l'absence de peur. Sortez de l'illusion, tout ceci est un hologramme géant, rejoignez votre moi. L'événement libérateur arrivera dès 2021, vous êtes le point central de l'univers. Vous êtes l'univers.

---

103. Source : https://ethics.harvard.edu/lab

Agissez avec un amour infini. Réveillez-vous.

Sortez de la matrice, ou alors, reprenez une pilule. La mort n'existe pas. Et votre liberté ?

Pour en savoir plus :

https://www.youtube.com/watch?v=OUboM9eZ4vA

À PROPOS DE L'AUTEUR

Expert en communication et marketing, l'auteur est spécialiste dans les phénomènes de maîtrise des masses par la propagande de la publicité et de la communication, et des *stratégies Corporate*.

Licencié en communication et marketing, entrepreneur dès 1995, l'Auteur est un pionnier dans le domaine du web marketing avec une organisation en mode télétravail.

Il a conseillé plus de 127 marques et institutions d'envergure mondiale, en Europe, sur la mise en place de stratégies proactives, des concepts de communication jusqu'à leurs exécutions dans le monde numérique.

Il décode les faits qui s'imposent, posant les questions que personne n'ose se poser et vous apporte les faits prouvant le désir d'anéantir votre monde en se servant du Coronavirus comme d'une excuse permettant un changement et un nouveau modèle de vie, imposé comme sous une dictature cachée.

CE LIVRE VOUS A PLU ?

Aidez l'auteur à le faire connaître en prenant une minute pour laisser un commentaire sur le site Internet de la librairie où vous avez acheté le livre.

Grâce à ces quelques mots qui font toujours plaisir, vous encouragez les écrivains indépendants mais aussi favorisez la diversité littéraire.

D'avance merci !

© Christophe Peroni – 2020
Tous droits réservés.

ISBN (livre) : 978-2-37692-247-6
ISBN (eBooks) : 978-2-37692-248-3

Printed in France by Amazon
Brétigny-sur-Orge, FR